高等医学院校康复治疗学专业教材

Vocational Rehabilitation
职业康复学

朱平 主编

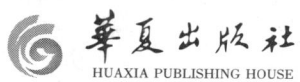

图书在版编目（CIP）数据

职业康复学/朱平主编．－北京：华夏出版社，2013.1（2025.1 重印）
高等医学院校康复治疗学专业教材
ISBN 978 – 7 – 5080 – 7107 – 7

Ⅰ.①职…　Ⅱ.①朱…　Ⅲ.①职业康复–高等学校–教材　Ⅳ.①R492

中国版本图书馆 CIP 数据核字（2012）第 171201 号

职业康复学

朱　平　主编

出版发行	华夏出版社
	（北京市东直门外香河园北里 4 号　邮编：100028）
经　　销	新华书店
印　　刷	三河市少明印务有限公司
装　　订	三河市少明印务有限公司
版　　次	2013 年 1 月北京第 1 版
	2025 年 1 月北京第 2 次印刷
开　　本	787×1092　1/16 开
印　　张	8
字　　数	190 千字
定　　价	25.00 元

本版图书凡有印刷、装订错误，可及时向我社发行部调换。

高等医学院校康复治疗学专业教材（第二版）组织委员会与编写委员会名单

组织委员会

顾　　问　吕兆丰
主任委员　李建军
常务副主任　董　浩　线福华
副主任委员　王晓民　高文柱　张　通　梁万年　励建安
委　　员　李义庭　付　丽　张凤仁　杨祖福　陆学一
　　　　　　马小蕊　刘　祯　李洪霞

编写委员会

学术顾问　卓大宏　周士枋　南登昆　吴宗耀
主　　审　纪树荣　王宁华
主　　编　李建军
副 主 编　董　浩　张　通　张凤仁
编　　委（以姓氏笔画为序）
　　　　　　江钟立　刘克敏　刘　璇　纪树荣　华桂茹
　　　　　　朱　平　乔志恒　李建军　李胜利　陈立嘉
　　　　　　陈小梅　陈之罡　张　琦　金　宁　赵辉三
　　　　　　恽晓平　贺丹军　桑德春　敖丽娟　傅克礼

办公室主任　杨祖福　　**副主任**　李洪霞

《职业康复学》编委会名单

主编：朱　平　中国康复研究中心

编委：（以姓氏笔画为序）

　　　朱　平　中国康复研究中心
　　　孙知寒　中国康复研究中心
　　　顾　越　首都医科大学康复医学院

高等医学院校康复治疗学专业教材
再版序言

　　高等医学院校康复治疗学专业教材第一版是由首都医科大学康复医学院和南京医科大学第一临床学院联合组织编写，一大批具有丰富临床和教学经验、有高度责任感、有开创精神的老教授和康复医学工作者参与了教材的创建工作。本套教材填补了我国这一领域的空白，满足了教与学的需要，为推动康复治疗学专业快速发展作出了巨大贡献。

　　经过自2002年以来的各届学生使用后，根据教学反馈信息、康复医学的发展趋势和教育教学改革的要求，首都医科大学康复医学院又组织在临床教学、科研、医疗第一线的中青年教授、学者，尤其以康复治疗学专业一线的专家为主，继承和发扬老一辈的优良传统，借鉴国内外康复医学教育教学的经验和成果，对本套教材进行修订和改编，力争使修订后的第二版教材瞄准未来康复医学发展方向，参照国际PT和OT教育标准，以培养高素质康复治疗专业人才为目标，以满足教与学的需求为基本点，在阐述康复治疗学理论知识和专业技能的同时，紧密结合临床实践，加强了教材建设改革和创新的力度，形成了具有中国特色的康复治疗学专业教材体系。

　　二版教材的修订和编写特点如下：

　　● 在对教师和学生广泛与深入调研的基础上，总结和汲取了第一版教材的编写经验和成果，尤其对一些不足之处进行了大量的修改和完善，充分体现了教材的科学性、权威性与创新性，并考虑其在全国范围的代表性与在本土的适用性。

　　● 第二版教材坚持了"三基（基本理论、基本知识、基本技能）、五性（思想性、科学性、启发性、先进性、适用性）和三特定（特定对象、特定要求、特定限制）"的原则，以"三基"为重心、以临床应用为重点、以创新能力为培养目标，在继承和发扬第一版教材优点的基础上，保留经典且注重知识的更新，删除了陈旧内容，增补了新理论、新知识和新技术。

　　● 第二版教材的内容抓住了关键，突出了重点，展示了学科发展和教育教学改革的最新成果，体现了培养高素质康复治疗学专业人才的目的。因其层次分明，逻辑性强，结构严谨，图文并茂，并且做到了五个准确——论点准确、概念准确、名词术语和单位符号准确、语言文字准确、数据准确且材料来源可靠，所以属于现阶段的精品教材。

● 第二版教材共计19种，根据康复治疗学专业要求，新增《职业关联活动学》1种。

1. 《康复医学导论》由李建军教授主编，主要介绍康复与康复医学的基本概念、基础理论知识、康复医学的基本方法、康复医疗服务体系、康复专业人员教育和培养，以及残疾人康复事业等相关问题，是学习康复医学的入门教材。

2. 《人体发育学》由江钟立教授主编，是国内第一部以新的视角论述人体发育与康复治疗理论的专著。

3. 《运动学》由刘克敏主任医师和敖丽娟教授主编，是康复治疗理论的基础教材，内容包括：生物力学、正常人体运动学、运动障碍学、运动生理学、运动生化学、运动心理学。

4. 《物理疗法与作业疗法概论》由桑德春主任医师主编，主要介绍物理疗法和作业疗法的发生、发展过程，与之有关的基本概念、基本理论、基本特点及学习、运用的基本方法。

5. 《康复疗法评定学》由恽晓平教授主编，全书系统介绍康复评定学概念及理论、相关基础知识、评定原理、评定所需仪器设备和方法，以及临床结果分析，理论与临床操作相结合，兼顾学科新进展，是国内外首部，也是唯一一部全面、详尽论述康复评定理论与实践的专业著作。

6. 《运动疗法技术学》由纪树荣教授主编，是国内第一部运动疗法技术学专著，详细介绍运动疗法技术的基本理论、常用的各种治疗技术及其在实际工作中的应用方法。

7. 《临床运动疗法学》由张琦副教授主编，根据国际上运动疗法发展的新理念，结合国内运动疗法及其临床应用编写而成，是国内目前内容最全面的临床运动疗法学教材。

8. 《文体疗法学》由金宁主任技师主编，主要介绍利用体育、娱乐项目对患者进行治疗的方法，是PT和OT的补充和延伸，也是国内第一部文体康复治疗的专著。

9. 《理疗学》由乔志恒教授和华桂茹教授主编，内容包括物理疗法概论、各种电疗法、光疗法（含激光）、超声疗法、磁场疗法、温热疗法、水疗法和生物反馈疗法等。

10. 《基础作业学》由陈立嘉主任医师主编，主要介绍现代作业疗法的基本理论、基本技术和基本方法，也是第一部此领域的专著。

11. 《临床作业疗法学》由陈小梅主编，国内和日本多位具有丰富作业疗法教学和临床治疗经验的专家共同撰写，涵盖了作业疗法的基本理论、评定和治疗方法等内容，并系统地介绍了脑卒中、脊髓损伤、周围神经损伤、骨科及精神障碍等不同疾患的康复特点和作业治疗方法，内容全面，具有很强的实用性。

12. 《日常生活技能与环境改造》由刘璇副主任技师主编，是我国国内有关残疾人日常生活动作训练，以及患者住房和周围环境的无障碍改造的第一部专著。

13.《康复心理学》由贺丹军主任医师主编,从残疾人的角度入手,论述其心理特征及康复治疗手段对康复对象心理的影响,将心理治疗的理论和技术运用于心理康复,是国内第一部康复心理学方面的专著。

14.《假肢与矫形器学》由赵辉三主任医师主编,内容包括:与假肢装配有关的截肢,截肢者康复的新观念、新方法,常用假肢、矫形器及其他残疾人辅具的品种特点、临床应用和装配适合性检验方法。

15.《中国传统康复治疗学》由陈之罡主任医师主编,内容主要包括中国传统医学的基本理论、基本知识,以及在临床中常用且比较成熟的中国传统康复治疗方法。

16.《言语治疗学》由李胜利教授主编,借鉴国际言语康复的现代理论和技术,结合国内言语康复的实践经验编写而成,是国内第一部内容最全面的言语治疗学教材。

17.《物理疗法与作业疗法研究》由刘克敏主任医师主编,是国内第一部指导PT、OT专业人员进行临床研究的教材,侧重于基本概念和实例分析,实用性强。

18.《社区康复学》由付克礼研究员主编,是PT、OT合用的教材,分上、中、下三篇。上篇主要介绍社区康复的最新理论、在社区开展的实践活动和社区康复管理知识;中篇主要介绍社区实用的物理疗法技术和常见病残的物理治疗方法;下篇主要介绍社区实用的作业疗法技术和常见病残的作业治疗方法。

19.《职业关联活动学》由朱平主任医师主编,主要介绍恢复和提高残疾人职业能力的理论和实践方法。

在本套教材的修订编写过程中,各位编写者都本着精益求精、求实创新的原则,力争达到精品教材的水准。但是,由于编写时间有限,加之出自多人之手,难免出现不当之处,欢迎广大读者提出宝贵的意见和建议,以便三版时修订。

本套教材的编写得到日本国际协力事业团(JICA)的大力支持,谨致谢忱。

高等医学院校
康复治疗学专业教材编委会
2011 年 6 月

《职业康复学》
出版前言

　　随着社会进步和康复事业的发展，残疾人的就业问题越来越受到重视。职业康复为残疾人就业发挥着不可替代的作用。职业康复是全面康复过程的一部分，是为残疾人获得并保持适当的职业，参与或重新参与社会生活而进行干预的过程。此过程涉及的范围很广，包括评定、计划、就业准备、就业安置以及安置后的随访等活动，参与此过程的专业队伍包括职业康复人员、作业治疗师、康复医生以及其他方方面面的人员。职业康复是残疾人获得就业，回归社会的重要手段，开展职业康复的场所不限于康复医疗机构，还涵盖残疾人所在的社区、工作场所等，利用好这些场所内的社会资源可推动残疾人职业康复的顺利进行。

　　本书第一章主要介绍职业与职业康复；第二章介绍了国内外职业康复的发展与演变；第三章介绍了职业康复理论和职业康复过程；第四章着重介绍职业评定的内容和方法；第五章系统介绍了职业康复计划的制订；第六章和第七章分别介绍了实施职业康复计划的就业准备和就业安置的内容。

　　本书作者为职业康复和作业治疗的专家，他们为本教材的编写付出很多辛苦劳动。特别感谢邱卓英研究员对本教材给予的指导，使编写工作得以顺利完成。由于我国的职业康复实践中有很多工作远未完善，有的部分尚处于理论阶段，书中一定有很多不足，欢迎读者批评指正。

朱　平
2012 年 6 月

目　　录

第一章　绪　论 ·· 1
　第一节　职业活动 ·· 1
　　一、职业的概念 ·· 1
　　二、职业的功能 ·· 2
　　三、职业活动的作用 ·· 3
　　四、职业发展的特点 ·· 3
　第二节　残疾人与职业康复 ·· 5
　　一、职业康复的概念 ·· 5
　　二、职业康复的对象 ·· 6
　　三、职业康复的工作范畴 ·· 6
　　四、职业康复的意义 ·· 6
　　五、职业康复的程度 ·· 6

第二章　职业康复的发展 ·· 8
　第一节　各国职业康复的发展与现状 ·· 8
　　一、美国的职业康复 ·· 8
　　二、欧洲的职业康复 ·· 10
　　三、日本的职业康复 ·· 11
　　四、我国香港地区的职业康复 ·· 12
　第二节　我国职业康复的发展 ·· 13
　　一、职业康复的发展 ·· 13
　　二、促进残疾人就业的法律法规 ··· 13
　　三、我国职业康复体系的建立与完善 ··· 16
　第三节　残疾模式和残疾分类系统的演变 ·· 16
　　一、残疾模式的发展 ·· 17
　　二、国际残疾分类系统的演变 ·· 19
　第四节　医疗机构内职业康复的内容与流程 ··· 21
　　一、工作能力评定 ·· 21
　　二、工作要求评定 ·· 22

三、工作能力强化训练 ……………………………………………………… 22
　　四、再就业及培训服务 ……………………………………………………… 22

第三章　职业康复的理论与流程 ……………………………………………………… 24
　第一节　职业康复的理论 …………………………………………………………… 24
　　一、结构理论 ………………………………………………………………… 24
　　二、发展理论 ………………………………………………………………… 29
　第二节　职业康复的通用过程 ……………………………………………………… 34
　　一、职业康复工作应遵循的原则 …………………………………………… 34
　　二、职业康复的通用过程 …………………………………………………… 34

第四章　职业评定 ……………………………………………………………………… 39
　第一节　面谈与评定计划 …………………………………………………………… 41
　　一、面　谈 …………………………………………………………………… 41
　　二、职业评定计划 …………………………………………………………… 44
　第二节　标准化的职业评定 ………………………………………………………… 45
　　一、身体功能评定 …………………………………………………………… 45
　　二、心理功能评定 …………………………………………………………… 46
　　三、工作能力评定 …………………………………………………………… 52
　第三节　生态评定 …………………………………………………………………… 54
　　一、生态评定的概念 ………………………………………………………… 54
　　二、情境评定 ………………………………………………………………… 55
　　三、在职评定 ………………………………………………………………… 56
　　四、工作环境的评定 ………………………………………………………… 61
　　五、个人与工作环境匹配 …………………………………………………… 62
　第四节　职业评定报告 ……………………………………………………………… 62
　　一、评定结果整理与分析 …………………………………………………… 63
　　二、职业评定报告 …………………………………………………………… 63

第五章　职业康复计划 ………………………………………………………………… 65
　第一节　设定职业目标 ……………………………………………………………… 65
　　一、回顾分析评定结果 ……………………………………………………… 65
　　二、选择职业目标 …………………………………………………………… 66
　　三、了解职业目标 …………………………………………………………… 68
　　四、职业目标分析 …………………………………………………………… 71
　　五、确定职业目标 …………………………………………………………… 73

第二节　制订职业康复计划 ·· 75
一、职业康复计划书的制订 ·· 75
二、制订职业康复计划应注意的问题 ·································· 77

第六章　就业准备 ·· 80
第一节　身心功能的准备 ·· 80
一、身体功能的康复 ·· 80
二、心理适应 ·· 81
三、社会适应 ·· 82
第二节　工作适应训练 ·· 82
一、工作适应训练的内容 ·· 83
二、工作适应训练的模式 ·· 83
三、工作适应训练的技术方法 ·· 84
第三节　职业技能训练 ·· 85
一、职业教育 ·· 85
二、职业培训 ·· 85
三、在职培训 ·· 85
四、庇护工场培训 ·· 86
五、获取职业资格 ·· 86

第七章　就业安置 ·· 87
第一节　就业安置的模式 ·· 87
一、案主的需求层次 ·· 87
二、安置的模式 ·· 88
第二节　求职与面试辅导 ·· 90
一、寻找就业机会 ·· 91
二、撰写求职申请 ·· 91
三、培训面试技巧 ·· 91
第三节　工作调适 ·· 93
一、工作调适的步骤 ·· 93
二、工作本身的调适 ·· 96
三、工作环境的无障碍 ·· 96
四、就业辅助器具 ·· 97
五、结案与随访 ·· 100

附　录 ·· 101

第一章 绪 论

学习目标
1. 了解职业的概念和职业活动的作用。
2. 熟悉职业的特点和功能。
3. 熟悉职业康复的概念和程度。

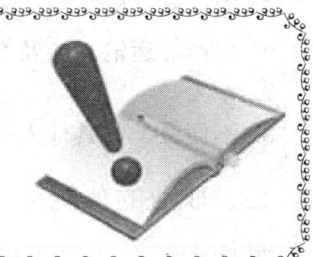

第一节 职业活动

一、职业的概念

(一) 职业的定义

从词义学的角度分析,"职业"中的"职",包含着社会职责、天职、权利与义务的意思,而"业",包含着从事业务、事业、事情、独特性工作的意思。

美国社会学家舒尔兹认为,"职业"是一个人为了不断地取得收入而连续从事的具有市场价值的特殊活动,这种活动决定着从业者的社会地位。日本就业问题专家保谷六郎认为,"职业"是有劳动能力的人为了生活所得而发挥个人能力,向社会贡献的连续性活动。美国教育家、哲学家、心理学家杜威认为,"职业"是人们可以从中得到利益的一种生活活动。

总体来说,职业是指人们从事的相对稳定的、有收入的、专门类别的工作。它表明并不是任何工作都能成为职业,某项工作只有变得足够重要以至能吸引人们长期稳定地投入其中才能够成为职业。并且,人们从事这项工作时还能够取得一定的经济收入,取得合理的劳动报酬,满足个人的物质需求。职业是劳动者获得的一种社会角色,劳动者必须按照社会结构中这一社会角色规定的规范去行事。职业给予了劳动者一个体现个人价值的机会,是一个人社会地位的一般性表征。

应当指出,职业与另一个被人们广泛应用的词汇——就业,含义上比较接近。二者的不同之处在于,职业一词更偏重社会意义、偏重个人和人生,就业一词则更偏重经济意义、偏重体制和制度。也可以说,职业更关注社会学,就业更关注经济学及政治学。

(二) 职业的要素

职业有三个要素:1. 职业是一种相对稳定的劳动或工作。2. 职业是获得个人收入的主要来源。3. 职业具有差异性和层次性。

职业的内涵应包括：知识性、经济性、技术性、社会性、促进性和连续性。

（三）职业的分类
1. 国家机关、党群组织、企事业单位负责人。
2. 各类专业技术人员。
3. 办事人员及有关人员。
4. 商业及服务业人员。
5. 农、林、牧、渔、水利业生产人员。
6. 生产、运输人员及有关人员。
7. 军人。
8. 不便分类的其他人员。

二、职业的功能

职业的功能是指职业活动与职业角色对人和社会的作用与影响。

（一）职业的个人功能
职业是人的一种社会活动和生活方式，又是人的一种经济行为，也是人们从社会中获取各种利益的资源。具体来说，职业对于个人有以下作用：

1. 职业是人生的主要活动。职业作为人们参与社会生活、从事社会活动、进行人生实践的最主要场所，从多方面决定了个人的特征和境遇。人的职业生活，使从业者进入一种社会情境，这种社会情境因职业的不同而不同。由此，职业就成为使人担任特定的社会角色，形成一定行为模式的条件。无职业者在此方面则大受影响。

2. 职业是人们获取利益的手段。首先，职业是人的主要经济来源。职业是个人获得经济收入的主要手段，是个人生存和维持家庭的物质基础。其次，职业可以获得多种非经济利益。个人从职业活动获得的非经济利益包括：名誉、地位、权力、各种便利等，从而使个人获得心理满足。这种非经济的利益也可能转化为金钱或者其他形式的经济利益。

3. 职业是促进才能和个性发展的手段。人们从事的某种特定职业类别的工作，不仅要求人要具备一定的素质，还要能使人的才能得到发挥。当个人从事的职业能使个人的特长、兴趣得到充分发挥时，也就促进个人才能和个性的充分发展。

4. 职业是个人为社会贡献的途径。一个人从事某种职业，就是进入一个社会劳动分工体系之中参与其活动。个人在这个体系中的活动结果，就是其为社会作出的贡献。

（二）职业的社会功能

1. 职业是社会存在的内容。职业作为一种社会存在，不仅是人的社会身份、等级的体现，其本身也构成了人类社会存在的一个内容。社会是由各行各业的人构成的。职业分工及其结构，是社会经济制度与社会经济结构的重要部分，是社会经济发展水平的反映。通过人的职业劳动，创造出社会财富，这也为社会的存在和发展提供了物质基础。

2. 职业是社会发展的动力。职业的社会运动，包括个人改善职业的向上流动，与社会经济结构相联系的职业结构变动，不同职业阶层间的矛盾冲突及解决等等，构成了社会发展与社会进步的动力。此外，人们为了追求未来的"好职业"而进行人力投资，不断学习，更成为推动社会发展的巨大动力。

3. 职业是社会控制的手段。职业是人的重要生活方式，"安居乐业"是人们的共同愿望，"衣食足而知荣辱，饥寒则起盗心"。政府为公众创造职业岗位，执行促进"充分就业"的政策，从其功能的角度看，就是为了减少社会问题，达到社会控制的目的。此外，政府在职业方面的种种政策、制度，也都是为了实现大大小小的各种社会目标。例如，各国政府控制失业率，要达到充分就业，就是为了维护社会稳定，实现社会控制。

三、职业活动的作用

（一）职业活动可促进身体的发展

因为身体发展除了正常发育所需要的营养外，还有一个更为重要的条件，就是合理地使用身体的各个部分。心理学试验表明，大脑和四肢得到充分的应用，大脑细胞和肌肉纤维就会更发达。职业活动为大脑提供了极为丰富的刺激和合理使用身体各部位的条件，成为促进身体发展的重要途径。

（二）职业活动是获得满足感的重要源泉

当人们在自己的工作岗位上取得了某些成绩，或对社会、对他人作出某些贡献时，能获得社会给予的荣誉、赞扬，便会产生一种强烈的满足感和愉悦感，进而使人保持旺盛的精力和积极向上的热情。经常体验到满足和愉快有利于身心健康，有助于培养个人敬业和乐业的精神。职业岗位为满足人的这种需求提供了稳定而持久的条件，离开了职业活动，人们就会感到空虚和无聊。

（三）职业活动提供了展示自我价值的机会

每个人都需要向社会和他人展示自己的价值，但是只有职业活动才能为人们提供最合理、最经常的自我价值表现机会。职业作为人们的劳动岗位，是个人施展才华的舞台。在这个舞台上，当个人的某些才能得到发挥和发展，个人的某些兴趣得到满足时，就会成为促进个性发展的手段。

（四）职业活动是个体进一步社会化的条件

社会化是社会将一个自然人转化为一个能适应一定社会环境，参与社会生活，扮演一定社会角色的社会人的过程。职业活动使个人进入一种社会情景，保持了个人与稳定的客观环境的接触，同他人分工协作从事生产，满足了自己和社会的某种需要。在职业活动中，个体模仿并学会了基本的生活技能和劳动技能，了解并掌握了人类已获得的知识，熟悉并适应了社会环境和社会规范，取得一定的身份，扮演一定角色，形成一定的行为模式和特定的思想观念。如果一个人失去了职业环境，他对世界的理解就会偏离其本来面貌。

四、职业发展的特点

（一）基础性

首先，职业是个人和社会存在和发展的基础。职业给人们解决了生活的经济来源问题。人们为了生存，必须从事职业活动。人们的各种社会活动、人文活动，大多建立在职业的基础上。"衣食足而知荣辱"，有了职业生活，才有其他一切社会生活的基础。

进一步说，人类社会的各种文明，大多建立在职业分工、分化、分类，即职业范畴进步的基础上。人类有了农业，有了农民，就能够利用自然界提供长久的生存资料；人类有了手工业、机器大工业，有了工人，就能够创造品种丰富的、数量巨大的生活资料和生产资料；人类有了第三产业，有了各种服务性劳动者和管理人员、科学家、艺术家等脑力劳动者，使得人类社会更加丰富多彩。

（二）广泛性

职业问题涉及社会的大部分成员，也涉及社会、经济、心理、教育、技术、政治、伦理等许多领域，因而它具有广泛性。就个人而言，一个人生活的方方面面，都与大千职业世界发生着联系。基于职业范畴的广泛性，诸多的学科如社会学、经济学、管理学、心理学、教育学、政治学、各种工程技术学科、生理学与医学等等，都把职业问题作为自己的研究对象。

（三）时代性

职业的时代性有两个含义：一是职业随着时代的变化而变化，一部分新职业产生，替代一部分过时的职业；二是每一个社会都有自己的"时尚"，它表现为该社会中人们所热衷的职业。个人与时代精神的关系，往往也反映在人的职业取向上。例如，改革开放之初，人们重视工业技术进步带给社会的发展，流行"学好数理化、走遍天下都不怕"；随着经济的进一步发展，人们发现信息产业和商业金融业引领着社会的潮流，这些职业又成为人们追逐的热门。

（四）同一性

某一类别的职业内部，其劳动条件、工作对象、生产工具、操作内容、人际关系等都是相同的或相近的。由于情境的同一，人们就会形成同一的行为模式，有共同语言，很容易相互认同。同行、同事，就是有一定类似之处的人群。正是基于职业的同一性，才构成工会、同业公会、行会等社会组织，才有从业者的利益共同体。职业的这种同一性，往往会被打上社会印记。例如，一个人是侦探，人们会认为他精明；当他改行搞文艺，人们就认为他活泼而浪漫；一旦他又去当教师，人们则认为他有学问，等等。

（五）差异性

不同职业之间，可能有着巨大的差异，这些差异包括职业劳动的内容、职业的社会心理、从业者个人的行为模式等等。一般来说，人类社会作为一个有机体，必然存在分工，存在多种多样的职业。古人说世上有"三百六十行"，现代社会则有着多达几千至上万种职业，各类职业间大相径庭，隔行如隔山。职业的这种差异导致了不同职业者的不同社会人格，以及人在职业转换中的矛盾与困难。随着劳动分工的细化、技术的进步、经济结构的变动和社会的发展，新职业不断产生，其数量要大于被淘汰的职业。当今社会，职业差异还在继续加大。

（六）层次性

众多的社会职业，可以区分不同的层次。尽管从社会需要的角度来看，"存在即合理"，职业间不必区分重要与否，或者说没有"高低贵贱"的等级性；但现实社会中，人们对不同职业的社会评价的确存在着差别，即有"高低贵贱"方面的看法。这种职业评价的层次性，根源于不同职业的体力、脑力付出的不同和工作复杂程度的不同，以及工作的轻松性、教育资格条件、在工作组织权力结构中的地位、工作的自主权、收入水平、社会声望等方面的差别。不同职业的这些差别，本身是一种客观存在，而非由人的主观意愿形成。因此，承认和运用职业的层次性，是非常重要的。当一个社会只注重总体而忽略作为其基本要素的个人，以"服从社会需要"来抹杀职业的层次性，是违背客观实际的。当社会重视个人时，必然承认职业的层次性，承认职业存在地位高低的区别，也就应当通过给人们创造平等竞争、自由择业的机会，促进人的向上流动，进而促进社会的健康发展。

通过上述的职业特点可以概括为如下几个方面：
1. 社会职业种类越来越多。
2. 社会职业结构变迁的速度越来越快。
3. 脑力劳动者职位在社会职位总额中所占比例越来越大。

第二节 残疾人与职业康复

一、职业康复的概念

（一）职业康复的出现

随着我国现代化的进程，人们的生活水平不断提高，过高质量的生活是现代人的强烈愿望。残疾人群体是人类在不断进化和完善的过程中所付出的代价，作为人类社会中必然存在的弱势群体，能与正常人同等享受有质量的生活，唯有通过职业康复这一可行的途径。职业康复是高层次的康复，它的出现是社会经济、科学、技术、文化发展到一定阶段的产物；它标志着人类对自身价值的认识发展到了一个新阶段；它高度代表了人类的文明和进步。

被誉为世界"康复之父"的腊斯克博士强调了康复医学的社会性内涵。他认为，康复不是单纯的技术和方法问题，它与社会因素密切相关。因为一个完整的人是一个兼有生理、情绪、职业、社会活动的人，应从以上各方面促使残疾者康复。由此，他提出了全面康复的概念，全面康复的核心是职业、社会康复。

（二）职业康复在我国的确定

第六届全国人民代表大会常务委员会第22次会议决定批准1983年6月20日由国际劳工组织第69届大会通过的《第159号残疾人职业康复和就业公约》。并于1985年6月20日生效，这是我国自1983年6月正式恢复参加国际劳工组织活动后批准的第一个公约。

中国残疾人康复协会1990年8月在黑龙江召开了全国残疾人社会康复、职业康复研讨会，会议纪要中对于职业康复进行了如下叙述：职业康复是残疾人全面康复过程中的一个重要组成部分，是为了残疾人谋求并维持适当的职业而进行的计划、设想及给予职业咨询（指导）、职业训练、改善工作环境等与就业相关的工作过程。职业康复包括以下内容：职业咨询（指导）、职业能力评价、职业训练、工作安置、随访。

（三）职业康复的国际劳工组织定义

职业康复目的是协助患者在心理及技能方面适应其疾病或伤残，重新投入工作或家庭岗位。

国际劳工组织（ILO）的定义是：通过医学、心理学、社会学和作业活动等方法，帮助伤残患者重返社会获得工作能力和机会。我国已经是国际劳工组织制定的《残疾人职业康复和就业公约》承认国之一，对残疾人进行职业康复是我们义不容辞的责任。根据这个定义，职业康复的目的是"就业"，是有竞争的就业。即在公私企事业单位中与非残疾者具有同等机会，并且根据残疾的具体情况应具备保护性就业的劳动场所。

二、职业康复的对象

职业康复服务的对象是有需要的人，即有就业或重返工作需求的，但实现就业目标有困难的人群。包括躯体或精神上具有永久性或暂时性障碍的残疾者、工伤患者，以及其他人群，其中服务对象的主体是残疾者。中国残疾人就业率达到57%左右，但这只是指有就业能力者而言，一般来说，我们应该认为残疾人都有就业能力。

ILO的99号文件指出：正常人和残疾人之间不存在明确的界限，所以无论采用何种定义都会出现难以肯定的模棱两可的情况，因此应该具有一定的灵活性。

三、职业康复的工作范畴

职业康复的内容是随着职业康复的发展而逐步得到充实和完善的。国际劳工组织在1985年《残疾人职业康复的基本原则》中明确规定了职业康复有6个方面的内容：①掌握残疾人的身体、心理和职业能力状况；②就残疾人职业训练和就业的可能性进行指导；③提供必要的适应性训练、身心机能的调整以及正规的职业训练；④引导从事适当的职业；⑤提供需要特殊安置的就业机会；⑥残疾人就业后的跟踪服务。

四、职业康复的意义

职业康复的任务就是帮助残疾人获得和保持适当的职业，即帮助残疾人获得就业的能力和就业的机会，帮助他们寻找自己在社会中的位置，并以其独立的人格和经济地位参与社会生活，从而获得经济上的收入、心理上的平衡、人格上的尊严。

五、职业康复的程度

职业康复的程度分为三个水平：

1. 低水平康复：只在身体功能和心理功能上有某些改善，但未能走出家门、重返社会；青少年未能上学，青年及成年人未能就业，或本人自愿与社会隔离。

2. 中等水平康复：身心功能有显著改善，能生活自理或基本自理，但上学很不顺利，无工作或有工作而不如意或不大适应，或个人有自卑感和自暴自弃心理，或在家庭和社会上仍遇到歧视，未能与社会结合，有不同程度的隔离、孤独、被遗弃或不幸感。

3. 高水平康复：身心功能有显著恢复，生活能自理或基本自理；或虽有明显残疾，生活未能完全自理但能充分参加社会活动；年轻人上学并能坚持学习，取得进步；青年及成年人有合适的工作做，自觉满意或基本满意；能发挥自己的能力和专长为社会服务，自己能正确对待残疾；在社会上有机会、有条件参加多种活动，享有与社会上健全人同等的待遇和权利，受到家庭和社会应有的尊重。

（顾越）

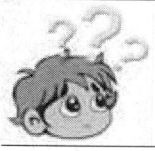

思考题

1. 简述职业的定义及职业活动的作用。
2. 简述职业康复的概念和职业康复的程度。

参考文献：

1. 姚裕群. 中国大学生的就业与职业问题[M]. 台北：秀威信息科技出版社，2008：171-211.
2. 平贺昭信，岩濑义昭. 作业疗法学技术学——职业关联活动[M]. 3rded. 东京：日本医书出版社，2009：1-43.

第二章 职业康复的发展

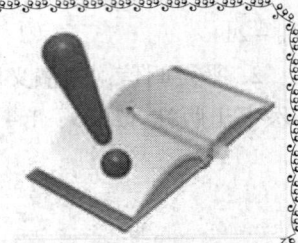

学习目标
1. 了解世界代表性国家职业康复的发展。
2. 掌握我国职业康复的特点。
3. 掌握医疗机构内的职业康复流程。
4. 熟悉我国残疾人就业的法律保障体系。

第一节 各国职业康复的发展与现状

一、美国的职业康复

美国是最早为退伍军人制订职业康复计划的国家。它的第一个国家养老基金建立于1776年,用于提供给那些在美国独立战争中致残而失去谋生能力的士兵和水手。美国南北战争后,国会采取了几项重大措施以扩大联邦政府职责范围,协助退伍军人在申请国内就业服务时给予优先,以达到经济自立。到了19世纪末20世纪初,联邦政府在退伍军人的职业康复中所扮演的角色越来越重要。在美国参加第一次世界大战之前,《战争保险法》(War RiskInsurance Act)即规定由联邦政府向因战争致残的军人提供终身的职业康复和训练。

第一次世界大战后,大量从战场上回国的伤残军人处于失业状态,形成了严重的社会问题。为此,1918年美国国会通过了《军人康复法》(The Soldiers' Rehabilitation Act)。这一法案要求联邦职业教育委员会负责向任何有资格获得《战争保险法》补偿的退伍伤残军人提供职业康复。国会第一次承认联邦政府除了向伤残军人提供财政补偿外,对他们的损失还应当负有更多的责任。由于这一法案拒绝了与军队服役无关的残疾公民参加职业康复和训练,许多人质疑其公平性,从而引发了激烈的辩论。辩论的结果使得1920年国会通过了《Smith-Fess平民康复法》(Smith-Fess Civilian Rehabilitation Act),又称《职业康复法》(Vocational Rehabilitation Act)。这一法案要求联邦职业教育委员会负责管理补助金,让更广泛的普通民众享有职业康复服务。政府补助金主要用于为残疾人提供职业咨询、训练、假肢安装和就业安置等。

《职业康复法》可以说是美国残疾人政策的基本大法,该法的颁布和实施确实为很多美国残疾人解决了生计问题。但是随着20世纪二三十年代社会保守主义的抬头和经济大萧条的来临，残疾人的职业康复和就业不可避免地受到影响。随着美国经济的重新复苏，职业康复服务和立法再次提到议事日程。为推动残疾人就业，美国政府以身作则，1936年通过的《Randolph-Sheppard Act》法案规定：受过训练和持有执照的法定视力残疾者优先在联邦政府的建筑物内经营售货摊位。各州政府职业康复部门必须为申请合格的视力残疾者提供免费的培训和经营初期所需的资料，这个服务方案简称BEP（Business Enterprise Program）方案。这一法案的通过很快使得美国参加职业康复和就业的视力残疾者人数激增，并得到世界各国的效仿。

《职业康复法》自1920年颁布后，先后历经了1943年、1954年、1965年和1973年四次修改。在这一法案的推动下，残疾人的医疗保健、教育、就业等权利逐步得到改善，服务的对象也逐步从身体残疾者扩大到精神残疾者、智力残疾者和毒品酒精依赖者，以及其他处于社会不利地位的群体。随着20世纪60年代美国民权运动的兴起，法案还增加了反对种族歧视和反对歧视残疾人的内容。

1973年，美国国会对《职业康复法》进行修订时，将其更名为《康复法》（Therehabilitation Act）。1977年该法案增加的第504条款规定："凡是在财政上得到联邦政府补助的机构，或是由联邦政府协助的计划及各项活动中，对于残疾人不得因残疾而剥夺其权益，或拒绝其参与"，这就是著名的机会均等条款。这一法案强调的重点，已由过去消极地"照顾"和"支持"残疾人转变为积极地保障残疾人在就业方面的机会与权利。《康复法》的颁布具有里程碑意义，它奠定了美国以保障"残疾人权利"为基础的残障政策。

到了1990年，美国国会又通过了《残疾人法案》（Americans with Disabilities Act，简称ADA），它由《康复法》中的第504条款发展而来。法案中规定：雇用15名员工以上的公司在招工时，不得以身体的理由拒绝有任职资格的残疾人就业。在雇用残疾员工后，雇主有义务为其在工作内容与流程、工作场所及器具设备上作合理的调整，并在升迁、薪金、职业训练及解雇程序上不得加以歧视。这些规定是硬性的，没有通融余地，因而能够得到有效的执行。该法案将禁止歧视残疾人就业的对象，从接受政府补助的机构扩大到包括私营企业在内的所有机构。

ADA制定的目的不是将照顾残疾人的责任推给雇主，或变相规定雇主付给其工资；而是在残疾人的能力与就业要求之间找到结合点，并通过加强训练残疾人的就业能力，调整其工作环境，或加强辅助技术，使他们能胜任工作。ADA法案延续了1973年《康复法》的精神，通过消除社会大众对残疾人的歧视，鼓励社会各界为残疾人提供就业机会和改善公共设施的方式，把参与社会生活的机会和权利交给残疾人。ADA除了在就业方面确保残疾人和健全人拥有同样被雇用的权利外，还保证他们在求学、公共设施、交通、通信服务、休闲等所有社会活动领域都享有同等的权利。因而，这部法律被视作美国保障残疾人基本权利的宪法，任何其他法案如果与这部法律的精神、规定相违背或不一致，必须以ADA法案为最后的判准依据。

那些受益于ADA的残疾人认为，这项法律的意义并非在于表达社会对残疾人的同情，更重要的是它赋予了残疾人自决、自立的权利和机会。这一法案颁布后，深深地影响了其他发达国家，各国也纷纷检讨本国的残疾人政策，并效仿出台类似的法律法规。

值得一提的是，1998年美国国会再次通过《康复法》第508条款，要求政府部门应确保所有电子和信息技术能够让受雇于政府或一般公立机构的残疾人使用。为保证残疾人使用信息技术的机会和权利，同年颁布的《辅助技术法》（Assistive Technology Act）规定，美国各州帮助残疾人提高使用辅助技术的能力，同时联邦政府投资研发残疾人使用的信息产品，并对残疾人购买这类产品和接受服务给予补助。这些法案的颁布保障了包括视力残疾者在内的所有残疾人，能够和健全人一样享有信息技术所带来的便利。

美国残疾人法律和政策制定的核心在于，通过消除社会环境和公众态度的障碍，让残疾人有自我决定、自我依靠和自我实现的能力，并通过有尊严的独立生活和工作融入到主流社会中。这些法律政策体现了美国人信仰自由、平等和个人主义的所谓"拓荒者精神"，推崇依靠先进的专业技术，保障残疾人享有和健全人相同的人权，而不是直接给予其福利照顾。有人把美国这种依靠先进的康复技术，使残疾人"从税金照顾者变为支付税金者"的康复模式称为技术康复模式。

二、欧洲的职业康复

20世纪三四十年代，凯恩斯的国家干预理论和《贝弗里奇报告》的福利国家思想对西方经济理论界和英国政府产生了巨大影响。正是在这两大理论基础上，二战后初期的英国政府颁布了涉及有关社会成员生老病死、衣食住行等一系列的社会保障立法，建立了所谓"从摇篮到坟墓"社会保障体系，使得英国被称为第一个"福利国家"。此后，许多欧洲国家，以及加拿大、澳大利亚等国也相继效仿，并建立起自己的社会保障制度。其中，残疾人的康复和就业也无一例外地成为这些国家福利体系的重要组成部分。福利国家强调通过增加残疾人的收入、改善住宅和社区服务等福利措施保障残疾人的生活水平和生活质量。因此，欧洲国家实行的康复模式被称为福利型康复模式。英国和北欧五国是最典型的例子。

下面重点介绍一下英国职业康复的产生和发展。

第一次世界大战后，多数欧洲国家陆续开始建立职业康复制度和政策。最早的服务对象同样也是退伍伤残军人，而将残疾平民纳入到职业康复服务中多是在二战之后。

英国最早的职业康复法规是1944年颁布的《残疾人（就业）法》（The Disabled Persons（Employment）Acts，DPA）。这部法律建立了英国残疾人的注册登记制度，帮助残疾人通过评估、康复和职业训练获得工作机会。该法案规定20人以上的企业和机构，有义务雇用至少3%注册的残疾人。未达到规定比例的企业，雇主在招收员工时必须优先考虑求职的残疾人。该法案还规定某些特定职业，如电梯工和露天停车场管理员必须由残疾人担任（即保留就业制度）。为此，英国政府还专门成立了一个特殊的就业安置服务机构，机构内的就业安置员为登记在册的残疾人提供个别服务，包括监控空缺职位，帮助残疾人找到工作，追踪了解残疾人与雇主在工作过程中所遇到的问题，并协助处理。

定额雇用制度帮助英国政府安置了从二战战场回来的伤残军人，同时也在一定程度上缓解了战后经济发展对劳动力的需求，推动了经济复苏。但由于对未达到规定雇用比例的雇主缺乏相应的惩罚措施，造成一部分雇主拒不履行定额雇用残疾人的义务；另一方面，由于英国的福利政策对残疾人的相关补贴高于其基本工资，残疾人因担心就业后收入反而降低，而缺少就业意愿，造成残疾人雇用比例逐年下降。据公共就业委员会（House of Commons Employment Committee）1994 年的统计，英国达到 3% 法定雇用比例企业的百分比，从 1961 年的 61% 减少到 1985 年的 28%，1993 年到 19%。从平均残疾人雇用比例来说，英国自从 1961 年后就未再达到 3%，1975 年降到 2%，1993 年降到 0.7%。很明显，英国的定额雇用制度在推动残疾人就业上做得并不成功。从 1973 年到 1991 年间，四届政府曾建议修订或废止这项制度，但由于没有其他可供选择的方案和残疾人游说团的压力，修订案或废止条令始终得不到议会通过。

针对 DPA 法案的争论主要集中在定额雇用、残疾人注册登记制度，以及保留就业制度。定额雇用制度被经济学家看做是政府对经济和劳动力市场不应有的干涉，是与自由经济政策不一致的，而且不符合市场经济规律，政府应尽可能少地干预经济和劳动力市场。残疾人权利组织认为，定额雇用制度是一种潜在的正面歧视的做法，它强调的是劝说和保护残疾人就业，而不是强调残疾人拥有就业的权利。残疾人注册登记制度则意味着某种标签和特权，残疾人组织反对这种外界的专业人士根据医学诊断给出的残疾标签。而保留就业制度，更是遭到大多数人的反对，因为它可能暗示残疾人只能从事低薪的、低技能的和地位低下的就业岗位。英国残疾人组织委员会（BCODP）认为，残疾应该被视为"由于物理性或社会性障碍，使得与其他人平等参与社会主流生活的机会丧失或受到限制"。如果克服了偏见和歧视，多数残疾人能够在与健全人的竞争中实现充分的就业。改善残疾人就业最好的方式是使雇主认识到残疾人的工作能力。

在认识到这些新的观点和理念后，1995 年英国议会通过了《反残疾歧视法》（Disability Discrimination Act，DDA），该法案保障残疾人免受与就业、商品和服务的提供、交通以及教育有关的歧视。DDA 同时废止了 DPA 法案中有关残疾人登记、定额雇用和保留就业的条款。法案中明确规定，有 20 人和 20 人以上的公司的雇主有义务采取"逐步合理的"措施改善其工作条件和工作环境，以适应残疾人就业，不得对残疾人在任用、工作及解雇等方面给予歧视。

DDA 法案的制定在英国残疾人政策中是个重要的分水岭。此法案的主要立法精神是保障残疾人的公民权，它通过引入残疾人反歧视的法律保障，来促进残疾人就业，而无须法律的"大棒"加财政上的"胡萝卜"。政府的主要责任在于通过法律的干预，消除社会性障碍与歧视，为残疾人创造平等参与社会生活的环境，降低社会对残疾人的排斥，增加其就业机会。

三、日本的职业康复

日本职业康复的理论与实践是在第二次世界大战以后开始形成和发展起来的。20 世纪 50 年代初，日本的经济状况逐渐复苏，各类残疾人的康复问题就提到了议事日程。这个时期，大批学者涌向欧美各国去学习康复理论及实践，他们学成回国后结合日本的国情开创了日本的医疗的、职业的、社会的、教育的等各项康复事业。直到今天，在日本的康复理论和实践中，欧美的色彩还十分浓厚。例如，在职业评价和智能评价中所使用的微塔法和韦氏成人智能诊断检查法等都是从美国学来改造成日本版的。

以与东京都接界的琦玉县为例，说明职业康复部门所进行的工作及设施情况。琦玉县，共有600万人口。它所设的生活福利部主要进行以下几个方面的工作：①15岁以上就业人数的调查。②福利事业的收支情况。③给中老年人介绍工作。④及时掌握残疾人的求职情况和社会招工信息。⑤民间企业雇用残疾人的情况调查。⑥残疾人的生活环境、交通、住房等的调查。⑦公害、保险、预算、战伤人员、妇女保护的情况。⑧信访募捐、社会参与、母子家庭的情况。⑨各类残疾人就业设施情况等。琦玉县各类残疾人的设施情况：保护设施6处，老人福利设施162处，肢体伤残生活能力训练设施28处，精神病康复设施44处，妇女保护设施1处，母子设施3处，儿童福利设施899处，其他福利设施68处，设施总数1211处，其中公立799处，私立412处，工作人员92986人。

在日本，肢残和聋哑人就业已不成问题，盲人和精神残疾者就业困难较大。以残疾人职业训练学校的入学资格或残疾人就业促进法的形式决定职业康复的对象，同时根据各种有关的具体制度去决定。现在，正在开发盲人就业的新领域和探索促进精神残疾者就业的新方法。然而基本上使用残疾人福利法的残疾等级表为依据。一般，1~2级为重度，3~4级为中度，5~6级为轻度。

关于精神残疾者，也有一部分包括在职业康复的范围内，但比较其他国家的包括精神病、癫痫以及社会行为障碍者，其范围就受到限制了。从就业的可能性看，规定职业康复范围的尺度也不如其他国家明确。

在日本职业康复经历了从模仿到创新的过程，现在已经建立起了一整套适合日本国情的职业康复的完整体系。日本对于职业康复的理解有几点是值得注意的：①职业康复是病情稳定以后才开始的。②职业康复中最重要的是帮助残疾人就业。③本人要有就业欲望。

四、我国香港地区的职业康复

在职业康复方面，香港特区政府的政策目标是全面参与及机会均等。就此，为残疾人士提供的职业训练，目的是协助他们获取切合市场需要的工作技能，并寻找与他们能力相符的合适工作，促进他们融入社会。

职业训练课程，既要顾及受训者的残疾情况，也要配合社会经济结构转型的趋势和职业康复的持续发展方向，推动残疾人士就业，通过职业训练发展他们的才干和潜能，强化他们的独立生活技能，并通过社会各界的协作，为他们创造平等的就业机会和环境。

香港作业治疗师的主要服务对象是居住于社区及安老院的老年人和其照顾者。作业治疗师通常采用培训及支持照顾者的模式，传授有关的知识及技能，从而有效改善其照顾老年人的能力。作业治疗师近年在推广照顾老年痴呆症方面的工作便是一个突出的例子。根据老年人健康服务调查所得，居住于安老院的老年人之中，约有四分之一患有不同程度的痴呆症。痴呆症衍生的问题，包括认知障碍、行为问题、丧失独立生活技巧及缺乏参与社交活动的动机等，导致老年人生活素质下降，也加重了照顾者的压力和负担。因此，作业治疗师为安老院的护理者安排特定的培训，通过讲座、示范及持续支持，积极鼓励安老院举办具意义的活动，以加强老年人的认知能力，并设立清晰的活动记录，以方便检讨和改进。此外，职业治疗师亦为有需要的安老院安排环境评估服务，使老年人能够在更安全、更合适的环境中安享晚年。

在老年人健康中心，作业治疗师为有需要的老年人提供个别辅导及评估，也通过健康教育活动推广健康知识,例如:慢性关节炎小组、生活重整工作坊、预防跌倒小组等,以协助老年人改善自己的健康。

(孙知寒、顾越)

第二节　我国职业康复的发展

我国职业康复是随着残疾人事业的发展而形成的。它的研究与发展是在党和政府的关怀下,在中国残疾人联合会的直接领导下,为残疾人重返社会获得理想的职业并保持这个职业奠定了基础。通过法律的形式,确立残疾人平等就业的权利,《残疾人保障法》是我国第一部有关残疾人的专项法律,它明确规定了对残疾人就业采取优惠政策和扶持保护措施。

一、职业康复的发展

康复发展可以划分为几个不同的历史时期。第1个时期是1949~1966年,职业康复初步建立,残疾人的就业问题引起了各方面的注意,如社会福利院和特殊教育学校等开展了一些职业培训工作,其特点是:残疾人的就业主要采用的是与正常人一起就业的形式,但对残疾人的职业康复服务工作是不系统的。第2个时期是1966~1977年十年动乱期间,我国的经济、文化和残疾人事业等各方面停滞不前。第3个时期是1977年至今,由邓朴方创建并领导的中国残疾人联合会是中国第一个全国性的残疾人组织,把代表、服务和管理的功能融为一体,为各类残疾人的共同利益和合法权利而扎扎实实工作,并承担政府委托的任务,提倡残疾人的平等、参与、自尊、自立的意识,积极开展关于残疾人职业康复的理论研究与体系的建立,这一时期是我国残疾人事业飞速发展的时期,并取得了举世瞩目的成就。1984年3月,中国残疾人福利基金会成立以后,我国的职业康复有了明显进步,先后有许多职业康复学校建立,见表2-1。

表2-1　职业康复学校一览

省、市	主办单位	校址名称	开设专业
北　京	市残疾人协会	北京残疾人职业学校	电器、服装、美工等
河　北	民办	唐山残疾人职业学校	中医、电器
陕　西	市民政局	宝鸡残疾人职业学校	按摩、木工、服装
江　西	市民政局	南昌残疾人职业学校	电器、服装
甘　肃	国家办	兰州西北中医学校	中医(中专)
黑龙江	民办	安达盲人职业学校	按摩
辽　宁	沈阳团市委残青协会	沈阳市康复职业学校	中医、电器、美工等

二、促进残疾人就业的法律法规

与健全人相比,残疾人在就业方面是个困难的群体,有大量处于就业年龄、有就业愿望的残疾人希望通过就业改善经济状况,提高生活质量。国家对此制定了一些法律政策,保障和促进残疾人就业。

（一）残疾人就业的概念

残疾人就业，是指符合法定就业年龄有就业要求的残疾人从事有报酬的劳动。残疾人就业是改善生活状况、提高社会地位、参与社会生活的基础，是实现其人生价值的关键。促进残疾人就业工作，不仅关系到广大残疾人劳动权利的实现，而且对于提高残疾人生活水平，推动残疾人平等融入社会具有重要作用。

我国一般规定年满 16 周岁为法定就业年龄。自身有就业愿望和需求的残疾人，只要是通过一定的途径，实现同生产资料相结合，从事一种合法的社会劳动，取得一定的报酬或劳动收入就是就业。因此，无论是在国家机关、事业单位、国有企业、集体企业、外资企业、私营企业、民办非企业单位、个体企业谋求职业，还是自主创业、自谋职业，只要是合法的、能够取得报酬和收入，就属于就业。

（二）残疾人就业的法律保障

就业是公民的基本权利，残疾人与健全人一样，享有法律赋予的平等就业和选择职业的权利、取得劳动报酬的权利、休息休假的权利、获得劳动安全卫生保护的权利、接受职业技能培训的权利、享受社会保险和福利的权利、提请劳动争议处理的权利以及法律规定的其他劳动权利。

我国《宪法》、《残疾人保障法》、《劳动法》、《就业促进法》都明确规定，保障残疾人的劳动权利，对残疾人劳动就业给予特别的扶持、优惠和保护。

《中华人民共和国残疾人保障法》确立了一系列残疾人就业政策制度。如：政府和社会举办残疾人福利企业、盲人按摩机构和其他福利性单位，集中安排残疾人就业。国家实行按比例安排残疾人就业制度。国家机关、社会团体、企业事业单位、民办非企业单位应当按照规定的比例安排残疾人就业，并为其选择适当的工种和岗位；达不到规定比例的，按照国家有关规定履行保障残疾人就业义务。国家鼓励用人单位超过规定比例安排残疾人就业。国家鼓励和扶持残疾人自主择业、自主创业。地方各级人民政府和农村基层组织，应当组织和扶持农村残疾人从事种植业、养殖业、手工业和其他形式的生产劳动。

（三）残疾人就业条例要义

《残疾人就业条例》以就业保护和就业促进为宗旨，对保护和促进残疾人就业的形式、内容、政府职责、社会义务、组织实施、保障措施和应当遵循的原则等做出明确规定，以消除或减轻残疾障碍对残疾人平等就业权利实现的影响，促进残疾人与其他人群一道成为经济社会发展的重要力量。残疾人就业保护，主要是通过岗位预留制度的确定，要求用人单位为残疾人就业提供相应比例的岗位，对残疾人参与劳动力市场竞争提供保护性措施，扩大残疾人就业机会。就业促进主要是通过税收优惠、资金扶持、就业服务和就业援助以及开发公益性岗位和发展社区服务业等支持性措施，帮助残疾人实现就业。

《残疾人就业条例》规定："国家对残疾人就业实行集中就业与分散就业相结合的方针，促进残疾人就业。"集中就业，是指由国家和社会通过举办福利性企业、事业组织等，并确定一定比例的岗位，集中招用、聘用残疾人就业。分散就业，是指机关、团体、企业事业组织、城乡集体经济组织按一定比例，相对分散地安排残疾人就业，以及残疾人个体就业、自主创业和参加农村种植、养殖、家庭手工业等生产劳动。集中就业和分散就业都是解决残疾人就业的重要形式，二者相辅相成，互为补充，共同构成了残疾人就业的主要渠道。

1. **按比例就业。**根据《残疾人就业条例》有关规定，用人单位安排残疾人就业的比例不得低于本单位在职职工总数的1.5%，具体比例由省、自治区、直辖市人民政府根据本地区的实际情况规定。集中使用残疾人的用人单位中从事全日制工作的残疾人职工，应当占本单位在职职工总数的25%以上。

按比例就业是大多数国家和地区解决残疾人就业问题的主要政策，其实质是将安排残疾人就业确定为全社会的共同责任和义务。条例还规定用人单位应当依法与残疾人职工签订劳动合同或者服务协议，并为残疾人职工提供适合其身体状况的劳动条件、劳动保护和符合其实际情况的职业培训，不得在晋职、晋级、报酬、社会保险等方面歧视残疾人职工。

2. 就业保障金及其使用。残疾人就业保障金，是指安排残疾人就业未达到省、自治区、直辖市人民政府规定比例的用人单位，对差额部分按照一定标准缴纳的用于促进残疾人就业的专项政府性基金。用人单位安排残疾人就业达不到其所在地省、自治区、直辖市人民政府规定比例的，应当缴纳残疾人就业保障金。残疾人就业保障金是按比例安排残疾人就业政策的重要组成部分，是社会用人单位履行法定义务的一种代偿形式。残疾人就业保障金必须严格按照规定的范围、标准，应收尽收；全额缴入国库，专户储存；纳入财政预算，实行"收支两条线"管理；按照财政部门规定的用途和批准的预算安排，专款专用。

保障金专项用于下列开支：补贴残疾人职业培训费用；奖励超比例安置残疾人就业的单位及为安排残疾人就业作出显著成绩的单位；有偿扶持残疾人集体从业、个体经营；经同级财政部门批准，适当补助残疾人劳动服务机构经费开支；经同级财政部门批准，直接用于残疾人就业工作的其他开支。保障金必须按照上述规定用途使用，任何部门不得平调或挪作他用。

3. 残疾人就业的优惠政策。《残疾人就业条例》规定，国家对集中使用残疾人的用人单位，在生产、经营、技术、资金、物资、场地使用等方面给予扶持；县级以上地方人民政府及其有关部门应当确定适合残疾人生产、经营的产品、项目，优先安排集中使用残疾人的用人单位生产或者经营，并根据集中使用残疾人的用人单位的生产特点确定某些产品由其专产；政府采购，在同等条件下，应当优先购买集中使用残疾人的用人单位的产品或者服务。

国家还对残疾人就业的用人单位给予税收优惠政策。在流转税方面，由主管税务机关按单位实际安置残疾人的人数，限额退还增值税或减征营业税。在所得税方面，对安置残疾人的单位实行按照支付给残疾人的实际工资税前据实扣除，并加计100%扣除的办法。单位实际支付给残疾人的工资加计扣除部分，如大于本年度应纳税所得额的，可准予扣除其不超过应纳税所得额的部分，超过部分本年度和以后年度均不得扣除。同时，对单位按照规定取得的增值税退税或营业税减税收入，免征企业所得税。

《残疾人就业条例》规定，对残疾人从事个体经营的，应当依法给予税收优惠，有关部门应当在经营场地等方面给予照顾，并按照规定免收管理类、登记类和证照类的行政事业性收费。对个体经营的税收优惠有：一是对残疾人个人为社会提供的劳务免征营业税；二是对残疾人个人提供的加工、修理修配劳务免征增值税；三是对残疾人个人取得的工资薪金所得、个体工商户的生产经营所得、对企事业单位的承包经营承租经营所得、劳务报酬所得、稿酬所得、特许权使用费所得，可以按照省（不含计划单列市）人民政府规定的减征幅度和期限减征个人所得税。此外，国家对自主择业、自主创业的残疾人在一定期限内给予小额信贷等扶持。

《残疾人就业条例》还对农村残疾人从业作出政策规定：地方各级人民政府应当多方

面筹集资金，组织和扶持农村残疾人从事种植业、养殖业、手工业和其他形式的生产劳动。有关部门对从事农业生产劳动的农村残疾人，应当在生产服务、技术指导、农用物资供应、农副产品收购和信贷等方面给予帮助。

4. 残疾人的就业服务。残疾人的就业服务主要由残疾人就业服务机构来提供。残疾人就业服务机构是残疾人联合会所属的事业单位，是为残疾人就业提供服务的专门机构，是国家劳动就业服务体系的组成部分，接受劳动保障部门的业务指导。

残疾人就业服务机构免费为残疾人就业服务，包括：发布残疾人就业信息；组织开展残疾人职业培训；为残疾人提供职业心理咨询、职业适应评估、职业康复训练、求职定向指导、职业介绍等服务；为残疾人自主择业提供必要的帮助；为用人单位安排残疾人就业提供必要的支持。受劳动保障部门的委托，残疾人就业服务机构可以进行残疾人失业登记、残疾人就业与失业统计；经所在地劳动保障部门批准，残疾人就业服务机构还可以进行残疾人职业技能鉴定。

残疾人就业服务机构组织开展的残疾人职业培训包括：通过残疾人职业培训机构开展各种专项职业培训、利用社会培训资源实行定点职业培训、支持残疾人广泛参加职业资格证书培训、为残疾人购买培训成果和帮助残疾人接受各种职业教育培训等。残疾人就业服务机构可以直接组织残疾人开展各种职业培训，残疾人个人也可以向残疾人就业服务机构申请参加各类职业培训机构开展的培训。

三、我国职业康复体系的建立与完善

（一）我国职业康复体系的建立

自1983年以来，国际和国内残疾人事业的发展促进了我国职业康复的进步，截止到2001年，全国已建立了27个省级残疾人康复中心，不同程度地开展了职业培训或就业服务。

（二）职业康复研究机构的建立

1990年中国康复研究中心建立了中国第一个专门的职业康复研究机构。经过多年的建设与发展，该机构建立了一套较为完整的职业康复理论体系和相关的工作流程。该机构的建立为发展我国的职业康复、促进与国外的交流起到了积极的作用。

（三）专业人才的培养

中国康复研究中心附属康复医学院，除招收本科康复治疗学专业学生以外，职业康复研究室还定期和不定期地举办部分省市的残疾人就业机构工作人员职业康复培训班，为我国职业康复人才的培养作出了贡献。

（顾越）

第三节　残疾模式和残疾分类系统的演变

从前面介绍的职业康复发展历程不难看出，职业康复是随着社会进步以及人们对残疾认识水平的提升而不断发展的。为了更进一步理解这一历程，现介绍一下不同的残疾模式和残疾分类系统的演变过程，从而以新的观念和方法指导我们职业康复的学习和实践。

一、残疾模式的发展

残疾模式可将残疾概念化,使之成为简单、易于了解的事物,关系到人们是如何看待残疾的。遗憾的是,没有任何单一模式能够完全阐述、解释或描绘残疾的全貌,也没有一种诊断或分类系统能够代表残疾者的完整经验。然而,残疾模式可为我们提供一个了解它的线索,帮助我们理解不同的残疾定义、定义背后的价值观,以及价值观和定义之间的关系。

残疾模式涉及两个问题:一是因果归因(causalattribution),也就是解释和理解残疾的原因或来源;二是责任归因(responsibilityattribution),也就是残疾的责任归属问题。残疾的归因会探究并回答残疾的责任归属、解决问题的责任方,或者说,社会是否需要对残疾者负责。因果和责任归因虽然可以对于理解、解释、陈述残疾提供一定的参考,然而,由于不明确的解释可能会带来对残疾的曲解,而让我们错把责任与道德责任加诸在残疾者身上。

(一) 医学模式

人们对健康的最初理解是免于疾病的威胁。一个人患病后,机体出现病理性变化,造成其心理、生理或器官功能上的缺损或异常,这样的缺损或异常可能会限制其执行某些功能,当这些限制影响到个人的工作和生活,并进一步影响到他的社会角色与社会参与时,就构成了残疾。残疾是疾病造成的后果,因此是"不健康"的。也就是说,在早期残疾是与健康相对的,残疾是各种疾病后果对个人造成的影响。这种以生理与生物学为基础的残疾模式被称作医学模式。

残疾的医学模式侧重于通过研究残疾的发生原因、病理变化及其症状和预后,来解释残疾。在这一模式下,各种残疾被视为个人缺乏能力或在功能上有限制,是一种个人的、偏离健康的"不正常状态"。医学模式认为,残疾者是有功能限制或者自主表现异常、有疾病或病理征兆的人,那些不完整、不健康、没有活力的人,在生物学上落后于正常表现的人,残疾是残疾者个人最明显的特征。从这个观点来说,残疾的原因被归结为个人功能的缺损或异常。残疾表示这个残疾者个人出了某些问题,残疾所带来的问题,也要由个人完全负责,即将残疾的问题个人化。

既然问题在个人身上,医疗和康复的重点就应该放在如何补救或协助个人进行康复,使个人免受疾病的影响上。医学模式认为,残疾状态可运用医学手段加以治疗、矫正,并且只有通过医学手段将导致残疾的疾病彻底治愈,才能使残疾者摆脱"残疾"。同时,残疾者被认为有能力去调整和适应,并通过康复使个人功能达到"正常",或接近"常态",从而来解决所有残疾带来的复杂的生理、心理和社会问题。因此,医学模式将康复的焦点放在个人的适应性上,不会考虑外在环境与社会结构因素对残疾的影响,并认为在物理和社会环境中寻找解决方法是不必要的。

此外,在医学模式指导下,由于残疾者是生物学表现低于正常的人,因此被视为病人。专业人员将医疗与康复服务提供给残疾者,残疾者处于较低的位置,以病人的角色被动接受服务,他们不会成为主动的共同决策者,因为他们没有专业人员的教育背景、专业知识或经验。

这种模式仅看到了残疾的生物医学层面的原因与结果,不能全面反映残疾者在日常生活中所面对的困境与挑战,并且它忽视了残疾者在康复中的权利主体地位和外在环境与社会结构因素的影响。因此,医学模式有关残疾因果关系的观点受到诸多批评,多数人认为这两者之间没有关联，这样的联系只会导致更多的偏见和歧视。

尽管如此，医学模式的主要贡献是建立了残疾定义与分类系统，提供了具体疾病和残疾分类的依据，一方面便于行政管理，另一方面也便于根据残疾的原因对症下药。

（二）社会模式

随着社会发展，人们对健康的认识不再简单停留在"免于疾病威胁"。当代的健康概念包括三个层次：生理、心理的良好状态，以及个人与外部社会环境的良好适应。也就是说，健康的概念加入了个人与环境的互动。同样，人们对残疾的认识也发生了变化，开始讨论社会对个人功能表现的影响。

社会学家 Nagi 是第一位将残疾研究从单纯的生物医学领域带到社会学层面的学者。他认为，残疾来自残疾个人无法完全符合或满足社会对个人的角色期待，是个人的能力与社会角色期待的落差。该落差除了来自个人身心功能的限制，也反映出社会以所谓"正常人"的标准来衡量他人的一种价值观。在 Nagi 看来，所谓的残疾是个体由于身心功能的损伤，而产生的个体行动与角色能力的限制。残疾是社会对角色能力的期待与个人功能的限制造成的，或者说，残疾是个人与其所处社会环境之间互动的产物。举例来说，一个小指截肢者，如果从事钢琴演奏，就无法完成社会对他的角色期待，存在职业上的障碍；如果他是一名教师，小指的缺失就不会对他的职业角色造成影响。

在 Nagi 研究的基础上，英国学者 Oliver 首次提出了残疾的"社会模式"。他认为残疾不仅仅是个体功能损伤的客观事实，更是社会结构（含环境、制度、文化与政策）对残疾者的限制。Oliver 指出，社会残疾的形成其实是 19 世纪以来工业化导致的结果。他认为在前工业社会中，大多数的工作来自农业及小型的手工业，即使身体有损伤，还是能够从事力所能及的工作。然而到了工业化时代，以工厂为主的生产模式，强调速度、纪律、时间控制以及生产规范等，达不到生产要求者，就难以进入现代工业生产中。加上社会中的交通系统、教育、住宅、休闲、文化或宗教活动等，大多以一般人作为关照的服务对象，以至于残疾者的生活被排除于主流社会生活之外，而成为"社会残疾"者。

社会模式的观点认为残疾不是一种身体的状态，而是身体与社会/物理/态度的环境之间的适应困难，这导致残疾者处于不利的地位，无法发挥个人能力。所以，"残疾"的形成是社会与政治的重构过程。比如，听力残疾者因听力障碍，无法听到或听清周围的声音，其问题则往往在于社会环境对听觉功能的期待。因此，要降低身体损伤所造成的不利影响，需要社会改变其僵化的社会结构，以包容、接纳的态度，鼓励残疾者参与社会，而非不断地在残疾者身上施加矫正身体缺陷的压力。

社会模式把对残疾的讨论从个人层次提升到社会结构层次，将残疾视为社会歧视与偏见的结果，认为残疾的解决之道应以消除外在环境与制度限制为主，而非要求残疾者改变自己以适应社会对所谓"正常人"的假定。社会模式彻底改变了人们对于残疾问题的归因，它认为残疾的发生不在个人，而在于个人所处的环境；残疾不是个人的特质，而是社会结构的结果；社会结构可以夸大残疾的效果，甚至构建出残疾的概念。

既然残疾是社会的问题，要消除残疾的方法就必须通过调整社会环境，以保障残疾者的权利，要社会满足残疾者的社会需求，而非要求残疾者被迫地适应社会不利的环境。正因为外部社会环境是残疾者的残疾来源，所以改善社会环境、价值观、政策和制度对残疾者的偏见和歧视才是应该关注的重点。

残疾的社会模式并不否认功能损伤对残疾者的影响，它强调的是在生理的损伤之外，来自各种经济、政治、社会建构对个人的阻碍。应该把残疾者自身的生理心理损伤和缺陷与残疾之间加以区分，损伤是个体的客观事实与状态，但是残疾过程本身却是社会环境强加给残疾者的。残疾者之所以有残疾是因为其在所处的环境中存在障碍，而障碍来自于外在社会环境与制度对其所造成的不便与限制。因此，所谓的残疾是外在环境与社会制度的问题，并非残疾者个人的问题。

社会模式没有从慈善救济、专业需求、补偿或是经济的角度，而是从权利的角度来看待残疾者。社会模式强调残疾者的尊严，主张应消除社会残疾，使所有人都能享有充分的尊严及平等权利。社会模式的目标是塑造一个完全融合的社会，即一个给予残疾者生活高度评价，并且鼓励他们充分参与社会生活的社会。具体做法包括：不断审视社会环境中是否存在残疾者参与社会生活的障碍，建立物理的和制度的无障碍空间、平等的就业机会（环境途径）；消除歧视，尊重残疾者在政治及社会生活中的平等权利，实现残疾者与非残疾者同等的完全的社会权利（权利结果途径）。

从医疗模式到社会模式，看待残疾的方式也从个人观点进展到社会观点。残疾的理念发生了转变，开始重视残疾者的权利，强调残疾者拥有与其他公民相同的生存权、教育权或工作权，不应仅仅从慈善救济或补偿的观点出发，还要尊重残疾者的个人尊严，强调调整社会环境以满足残疾者需求的社会义务，并促进残疾者平等参与公众事务的权利。有人将此称为"权利模式"。但实际上，权利模式仍然属于社会模式，因其基本理念仍然遵循着社会模式的观点。

社会模式的残疾观点对社会运动和社会政策都产生了深远的影响。美国1990年制定的《残疾人法案》（The Americans with Disability Act，ADA）和英国1995年的《反残疾歧视法》（Disability Discrimination Act，DDA），都反映了社会模式的观点。这两个立法均制定了反歧视条款，认为残疾者在生活上所遭遇的实质限制并不必然来自于其身体状态，而有可能来自于社会的错误认知、偏见或组织结构的限制，使残疾者被排除在社会参与之外。例如，根据ADA，残疾者求职时或被雇用后，用人单位不仅不能以残疾为理由拒绝雇用，并且有责任根据残疾者的需要，在工作环境、设备、劳动条件或工作时间等加以合理的调整。这两个法案，已成为全世界很多国家相关立法的重要参考。

也有学者批评过度强调社会模式的残疾观点可能会忽略医疗模式对残疾者服务的有效性。不过，社会模式的残疾观点基于尊重、平等机会、社会正义的价值观，给了残疾者自主充分发展的空间。

二、国际残疾分类系统的演变

为了更好地理解和描述残疾，有利于国际社会间残疾问题的合作，世界卫生组织先后制定了两次残疾分类系统。通过两个分类系统的变化，可以看出人们对残疾和残疾者的认识发生了很大的变化。这种变化也指导着包括职业康复在内的所有残疾工作顺应时代的发展，进行相应的革新，从而更好地为残疾者服务。

（一）国际损伤、残疾和障碍分类

世界卫生组织第一个残疾分类系统，即1980年制定并公布的第1版《国际损伤、残疾和障碍分类》（International Classification of Impairment，Disability and Handicap，ICIDH）。

该系统对疾病与残疾之间的关系提出了解释（如图2-1）。

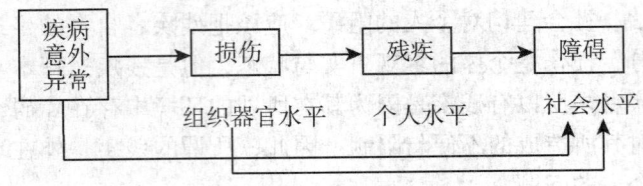

图2-1 残疾的因果关系模式

ICIDH 将残疾的概念分为三个层次。首先是组织器官水平的损伤（Impairment）。根据 ICIDH 的定义，损伤是个体由于疾病、意外与先天缺陷发生的心理、生理、解剖结构或功能的任何丧失和异常，它反映器官水平的失调。如果损伤进一步妨碍或限制一个人的日常活动，就可算是进入了残疾（Disabilities）的层次。残疾是个人的日常生活功能减弱或丧失，致使独立生活发生困难，它是发生在个体水平上的。如果损伤和残疾影响个人执行相应的社会角色，就构成了障碍（Handicap）。障碍是个人的行为和所处的地位与他自己或其所处群体的期望之间的不协调，它发生在社会水平。

从图2-1中可看出，如果疾病得不到防治，将发展为损伤；损伤得不到防治可发展为残疾；残疾仍得不到制止，就会发展为障碍。此外，疾病或损伤也会直接演变为障碍。也就是说，残疾的发生可通过医学手段加以干预。不难看出，ICIDH 是建立在残疾的医学模式基础上的。

（二）国际功能、残疾和健康分类

建立在医学模式基础上的残疾分类，将残疾看做疾病的后果。许多人批评1980年版的 ICIDH 所采用的因果模式，即从损伤到残疾再到障碍的单向流动。随着社会角色理论和残疾的社会模式的发展，使有关残疾的研究从个人的观点开始转向社会观点，重视通过个体与社会的互动来解释残疾的过程。原有的分类系统越来越不能满足卫生保健与康复的需要，迫切需要建立新的理论模式与分类系统，以适应保健观念和对残疾认识的变化。

世界卫生组织于1999年公布了修订后的 ICIDH-2，并在2001年正式推出新的残疾分类系统——《国际功能、残疾和健康分类》（International Classification of Functioning, Disability and Health）。ICF 的总目标是要提供一种统一、标准的语言和框架来描述健康状况及与健康有关的状况。

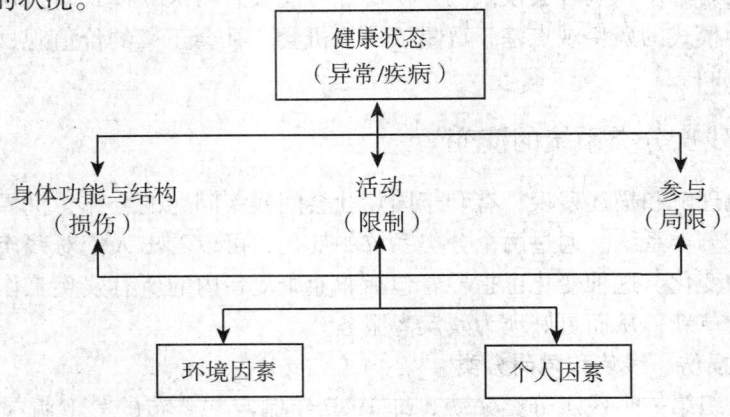

图2-2 ICF 交互作用模式

ICF 提出了分别代表积极和消极两方面的名词集合，来说明同时并存于残疾者个体内在状态和外在环境因素之中的残疾与功能，及其交互作用。其中代表积极方面的名词集合是"功能"，包括身体功能、活动和参与；而代表消极方面的名词集合为"残疾"，包括损伤、活动受限和参与局限性。ICF 以"活动"这一中性词取代 ICIDH 中的"残疾"，用"参与"代替"障碍（handicap）"，不再使用这一带有贬义的消极词汇。在 ICF 中，"活动"是指由个体执行一项任务或行动；"参与"是指投入到一种生活情境中；"损伤"是指个人身体功能与结构上有缺损；"活动受限"是指个人在执行活动时可能遭遇到的困难；"参与局限性"则是指在投入到生活情境中，可能经历到的问题。

与 ICIDH 的最大不同在于，ICF 将个人损伤、功能程度和环境因素作出明确区分，不再将造成活动限制（残疾）和参与局限性（障碍）的根本原因归结于损伤。ICF 抛弃了备受批评的残疾的因果关系模式，认为残疾（或是健康状态）是损伤与背景性因素（个人与环境因素）之间交互作用的结果。它关注的焦点在于健康和功能适应，而不是病理和功能障碍。值得肯定的是，ICF 从更为积极的角度来看待残疾者，同时也从残疾的社会模式角度来赋予社会更多的责任。

ICF 建立在对残疾的医学模式和社会模式的认同基础上，它采取了一种"生物－心理－社会"的方法，从生物、个体和社会角度对健康的不同前景提供了一致的观点。可以说，ICF 已从"疾病的结局"分类（1980年版）转变为一种"健康的成分"分类。"健康的成分"确定了由什么构成健康，而"结局"则着重于疾病的影响或由此可能产生的其他健康状况。

ICF 从残疾人融入社会的角度出发，认为残疾不仅是个人的特性，也作为一种社会性问题，即由社会环境形成的一种复合状态。对残疾问题的管理要求有社会行动，强调社会集体行动，要求改造环境以使残疾人充分参与社会生活的各个方面。因此，残疾问题是一种态度或意识形态的问题，要求社会发生变化；从政治角度来说，这是一个人权问题。

（朱平）

第四节　医疗机构内职业康复的内容与流程

通常在医疗机构内部职业康复的内容包括：①工作能力评定；②工作要求评定；③体能锻炼；④工作锻炼；⑤职业指导；⑥求职指导；⑦就业安排等几个方面。而其中的工作能力评定（Work capacity & jobdemand evaluation）、工作能力强化训练（Work capacity training）、复工安排（Return to work）和再培训及就业服务（Retraining and vocational resettlement）是4个相对主要的环节。

一、工作能力评定

工作能力评定的目的是评定员工康复程度及体能情况，以判断是否适合返回之前的工作岗位，康复患者心理上担忧自己是否可以重新进行一些负重工作，例如：提举重物、长时间行走或站立。通过评定病人能实际了解自己的状况，与治疗师建立康复目标。工作能力的评定内容可以包括：①功能评定：身体机能评定、认知能力评定、工作行为评定；②工作分析；③工作模拟评定。

二、工作要求评定

工作要求评定是为了了解病人从前工作的要求，包括体力、工作时间、工作方法、所需用具、物料等。也可从"职业名称词典"（Dictionary of Occupational Title）或网页 O*NET 查阅。用处是要分析病人未能符合工作要求的原因，并决定治疗方向。

三、工作能力强化训练

工作能力强化训练主要包括：工作锻炼、体能锻炼、工作行为锻炼、工作模拟训练。

四、再就业及培训服务

再就业及培训服务包括：工作探索（Vocational Exploration）、工作选择（Job Placement）、求职技巧（Job acquisition）、留职技巧（Job maintenance skills）、工作改善（Job Modification）、支援就业（Supported Employment）、职业训练（Vocational Training）。

职业康复的内容及工作流程见图 2-3。

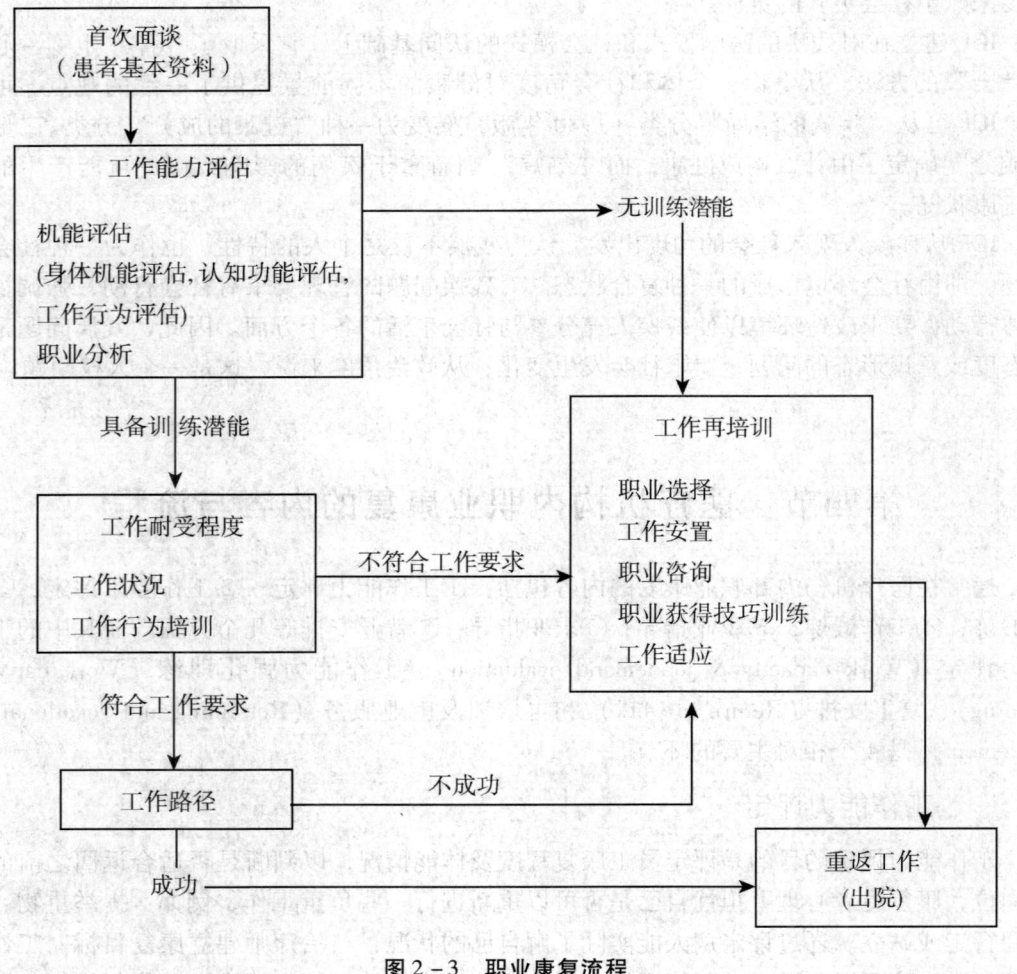

图 2-3　职业康复流程

（顾越）

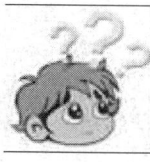

思考题

1. 简述我国有关残疾人就业的法律、法规。
2. 图示说明医疗机构内职业康复的内容及流程。

参考文献：

1. DomerT. M. Regulatory Agencies and Legislation.//Phyllis M. King（Ed.），Source book of Occupational Rehabilitation. New York：Plenum Press，1998：43－67.
2. 平贺昭信，岩濑义昭. 作业疗法学技术学——职业关联活动[M]. 3rded. 东京：日本医书出版社，2009：1－43.
3. 何青. 日本职业康复现状. 中国康复[J]. 1991，6（3）：140－143.
4. 中国残疾人联合会. 残疾人工作基本知识读本[M]. 北京：华夏出版社，2009：108－121.
5. 林淑玟. 整合残障概念模式之初探. 特殊教育与复健学报[J]. 2007，17：21－46.
6. 王国羽. 身心障碍研究概念的演进：论障碍风险的普同特质[A]. 台湾社会学年会论文集. 台北：政治大学，2003：1－24.
7. 张恒豪，苏峰山. 书评：Disability Rightsand Wrongs. 台湾社会福利学刊[J]. 2009，7（2）：191－205.
8. 缪鸿石. 康复医学理论与实践[M]. 上海：上海科学技术出版社，2000：1－16.
9. 世界卫生组织. 国际功能、残疾和健康分类：ICF[M]. 日内瓦，WHO. 2001：1－25.
10. 邱卓英. 《国际功能、残疾和健康分类》研究总论[J]. 中国康复理论与实践. 2003，9（1）：2－5.

第三章 职业康复的理论与流程

> **学习目标**
> 1. 熟悉职业人格与工作环境理论的六种基本类型以及该理论的主要假设。
> 2. 了解工作适应理论的主要内容。
> 3. 熟悉职业生涯发展的五个阶段特点。
> 4. 掌握职业康复的通用过程。

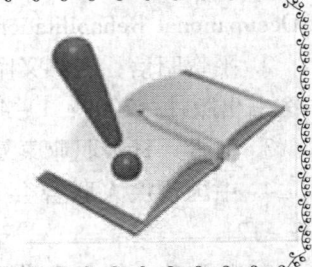

本章系统介绍职业康复的主要理论,主要是结构理论和发展理论。此外,为了对职业康复有一个初步的了解,本章还简要介绍了职业康复的通用过程。

第一节 职业康复的理论

理论来源于实践,实践又需要理论的指导。同时,理论是否成立要得到实践的检验,然后不断加以修正和完善,指引专业实践的发展。职业康复理论为职业康复服务提供了工作方法和原则,指导专业人员运用这些方法和原则帮助残疾人实现康复目标。职业康复理论中,以结构理论和发展理论影响最大。

一、结构理论

结构理论强调个人的独特性,并分析个体的人格特质或结构如何影响其职业抉择。结构理论的学者认为,人格特质的类型是有限的,而这些特质可以和工作要求进行适当的匹配。虽然从 20 世纪 50 年代开始,单独使用这个方法的有效性受到许多质疑,但这个理论仍然是职业康复的重要基础。

结构理论关注个体特征和职业目标,把职业问题和决策看做是一个时间点上发生的事件,即在个人生活当中某一时刻所发生的事。这类理论强调职业选择,以及个人与环境的匹配。结构理论主要包括特质因素理论、职业人格与工作环境理论、工作适应理论。

(一) 特质因素理论

特质因素理论是 20 世纪初由 Parsons 提出的,这是职业指导领域最早,也是最经典的理论。Parsons 认为可以通过对个人和工作粗略分析,将两者进行匹配,也就是根据个人的属性(特质)与工作的要求(因素)进行配对,以指导求职者找到适合的职业。特质(trait)是指一个人所具备的能够通过心理测验所测得的特性,它代表一个人可观察到的行为一致性,以及稳定而持久的差异性,主要是求职者的身心特点和能力水平。因素

（factor）是指一项职业的用人要求，是一个人能够胜任工作所必须具备的特征。Parsons 指出职业发展有三个步骤：第一，应清楚地了解个体的态度、能力、智力、局限和其他特性；第二，了解在不同领域获得成功所需要的条件和环境，即各种职业中成功的必要条件、各种职业的利弊、报酬以及发展前途。第三，合理解释上述这两部分事实之间的关系，就是将个人的主观条件与个体可能的社会职业岗位相对照，从而选择一种职业。归纳起来就是特质探求阶段、因素归纳阶段和匹配阶段。这一理论认为每个人都有稳定的特质，工作也有特定的要求，将个人与工作相配，进行双向选择，如果个人特质与工作要求越接近，成功就业和稳定就业的可能性就越大。

直到 20 世纪 50 年代，特质因素理论一直是职业指导的主要理论。Williamson 等人进一步发展了这一理论，他认为每个人都有自己独特的人格特征与能力特点，这些与社会的某种职业相关联，职业指导就是要帮助个人寻找与其特性一致的职业，以达到人与职业之间的合理匹配。同时，由于逐渐发展起来的差异心理学认为每个人所拥有的特质有很大差别，而且都可以通过心理学工具测量出来。加上心理测量学数十年来长足的发展，职业指导工作者得以大量使用能力倾向、兴趣、个性，以及价值观等测量工具，测评求职者的特质。此时，职业数据库系统也逐渐建立起来，因而特质因素理论发展为完整的理论，并成为职业指导工作的基本依据。

总体来说，特质因素理论的主要假设是：①每一个人都有其独特性，这种独特性反映在兴趣、能力、需要、价值和人格特质上；②每一个职业和工作也有其独特性，这些独特性反映在工作项目、所需能力、所提供的报酬等方面；③个人与职业的独特性都能够通过测评工具测量出来；④如果个人的特性和职业的特性是吻合的，双方都会感到满意。职业指导即是帮助个人寻找到既与其特性相一致，又符合个人要求的职业。

特质因素理论长期以来占据着职业指导理论的主导地位，自然有其显著的优点：首先是理论基础正确。差别心理学的研究表明，人与人之间不仅存在着个别差异（生理或心理方面），而且还可以通过心理测量或其他心理测试手段去掌握这种差异。其次是指导方法合理。该理论所采用的分析个人、分析职业以及二者合理匹配等指导方法，较好解决了"人找事"和"事觅人"之间的矛盾。第三是该理论应用灵活，实施简便。依靠测量工具预测一个人的未来，这样的职业指导既简单又快捷。

但随着时代的发展，特质因素理论也逐渐暴露出一些不足。首先，大量使用的能力倾向、兴趣、个性，以及价值观等测量工具本身的信度与效度如何深受质疑，况且以静态的方式使用测验工具，无法深入了解个人真正的优点与长处，以致职业指导仅仅停留在表面的协助，难以对求职者的稳定就业和职业发展给予支持。其次，该理论偏重用人的特质去满足工作的要求，往往是人迁就事、求职者迁就于用人单位，使求职者在求职时完全处于被动地位，就业机会难以得到满足。第三，特质因素理论强调的是人职匹配，应用这一理论要求对求职者和用人单位双方的信息掌握非常全面细致，如果有一方的信息不足，就难以实现个人与职业的完美匹配，因此在实际应用中受到很多局限。第四，这一理论忽视了人的整体性和社会心理因素对职业选择的影响。

需要指出的是，评定残疾者常用的测评工具是针对非残疾人群制定的，在应用到不同类型的残疾者时，测试内容和方式上往往受到很多限制，结果也会有很大出入，难以从中获得有效的个人特质的信息。加之该理论忽略了个人的主观能动性和对工作环境的改良，更限制了残疾者的就业。

（二）职业人格与工作环境理论

职业人格与工作环境理论是 Holland 于 1959 年根据其多年临床经验和研究首次提出的，并对人格类型及其相适应的职业环境进行了划分。

Holland 的理论是在六个原则的基础上发展而来的：①选择一种职业，是一种人格的表现；②既然职业兴趣是人格的呈现，那么职业兴趣测验就是一种人格测验；③一个人对职业的固有印象是可靠的，而且有重要的心理与社会意义；④从事相同职业的人，有相似的人格和相似的个人发展史；⑤由于同一职业团体内的人有相似的人格，他们对于各种情境与问题的反应方式也大体相似，并且因此塑造出特有的人际环境；⑥个人的职业满意程度、职业稳定性与职业成就，取决于个人的人格与工作环境之间的一致性。

Holland 将社会职业归纳成六大类型，即现实型、研究型、艺术型、社会型、管理型和常规型，相应地，也有六种不同类型的人，会去从事与自己的类型相同的职业。他提出四个假设，将其理论的主要观点进行概念化：第一，大多数人都能分别归属为以上六种类型中的一类；第二，存在着与这些人格类型相对应的六种环境类型；第三，人们寻求一种能够发展技能和能力、表达其态度和价值，以及承担适当问题与任务的工作环境；第四，职业行为取决于个人的人格与职业环境特征之间的交互作用。

Holland 认为大多数人都以其对职业的固有印象作为选择职业的基础，这种选择同时也反映其人格特质。也就是说，职业兴趣与人格在学业、工作、嗜好、休闲活动上的表现，可以反映其自我概念、生活目标，甚至创造力等特质。个人基于过去经验的累积，加上人格特质的影响，形成其职业抉择。同一种职业吸引具有相同经验与人格特质的人，他们对许多情境有相同的反应模式，进而形成一种独特的类型。Holland 用 RIASEC 代码来代表人格类型，R 代表现实型，I 代表研究型，A 代表艺术型，S 代表社会型，E 代表管理型，C 代表常规型。Holland 还作出了人格类型的六边形示意图（见图 3-1）。图 3-1 中六边形的六个角分别代表六种人格和六种工作环境类型。六种基本人格类型根据类型相近关系又可以分出 30 种交叉和 120 种混合交叉型，每一种人格类型对应有相应的职业群。

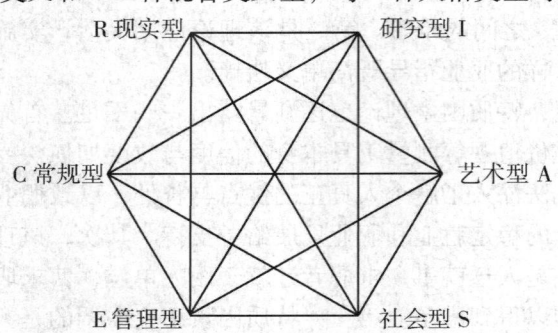

图 3-1 Holland 工作人格六边形

通过心理测量工具可以得到一个人在六个类型上的不同分数，分别代表这六种类型的强度。得分最高的两种类型之间的相似性叫一致性（consistency），反映其内在人格特质的一致或不一致。如果分数最高的两个类型，在六边形上相距的位置相邻，距离最近，即表示其心理上的一致程度高。反之，如果这两个类型的位置相对，距离最远，则表示其心理上的一致程度低。六种类别分数差异的程度叫分化性（differentiation）。分化性高的人，表示他的人格类型和兴趣突出；分化性低，则表示他在这六种类型之间的差别不大，其人格类型不够明确。个人类型与环境特性的匹配程度叫适配性（congruence），人与工作配合得当，如 R 型的人在 R 型的工作环境，其适配性就高；反之，R 型的人选择了 S 型的工作环境，则适配程度最低。根据 Holland 的假设，适配性高低可以预测个人的职业满意程度、职业稳定性以及职业成就。

个人根据其人格类型，寻求符合其态度与价值观，能够发挥能力，以及能够扮演其角色的职业环境。而工作上的适应、满足与成就，则取决于人格与环境间的适配性。如果人格类型和环境类型适配性越高，个人在工作上得到的满足就越大。

表 3-1　Holland 的人格与工作环境类型说明

类　型	典型人格表现	典型职业
现实型 R	喜欢有规则的具体劳动和需要基本技能的工作，但往往缺乏人际关系方面的能力。	熟练的手工工作和技术工作
研究型 I	喜欢智力的、抽象的、分析的、推理的和独立的定向任务，但往往缺乏领导能力。	科学研究和实验工作
艺术型 A	喜欢通过艺术作品来达到自我表现，感情丰富，善于想象，对艺术创作感兴趣，但往往缺乏办事的能力。	艺术创作工作
社会型 S	对社会交往感兴趣，愿意出席社交场所，关心社会问题，愿为别人服务，但往往缺乏机械能力。	教育、医疗、帮助和服务他人的工作
管理型 E	性格外向，对冒险活动、领导角色感兴趣，具有支配、劝说和使用语言的技能，但往往缺乏科学研究能力。	劝说、指派他人做事的工作
常规型 C	对系统的有条理的工作任务感兴趣，讲求实际，具有善于控制、保守的特点，往往缺乏艺术能力。	办公室常规事务性的工作

Holland 认为，最为理想的职业选择就是个体能找到与其人格类型重合的职业环境，如现实型人格的人在现实型职业环境中工作，最容易感到乐趣和内在满足，也最可能充分发挥自己的才能。如果个体不能获得与其人格类型重合的职业，则寻找与其人格类型相近的职业环境，即两种类型之间有较高的相关系数，如现实型人格的人在研究型职业环境中工作和学习（在男性中，其相关系数为 0.39，在女性中，相关系数为 0.50），他们经过努力，能适应其职业环境，这称为次协调。然而，个体如果选择与其人格类型相斥的职业，则既不可能感到乐趣，也很难适应，甚至无法胜任工作，此为不协调。诸如常规型人格的人在艺术型的职业环境中工作或学习（在男性中，其相关系数只有 0.07；在女性中，相关系数只有 0.05）。

应用这一理论指导就业，就是帮助个体了解自己属于哪一种类型，然后在对应的职业环境中寻找合适的职业，这样不仅缩小了人们职业选择的搜索范围，使职业选择的方向性更强，而且选中的职业与自己个性最为匹配，更有利于个体才能的发挥和价值的实现。

Holland 的职业人格与工作环境理论对美国二战后的职业指导工作发挥了重要的理论定向和引导作用。这主要是因为该理论有大量的实证研究做支撑，通过对人的人格与职业相关性的研究与分析，归纳出与人格类型相一致的职业。同时它又非常简单实用，被试者很容易通过相应的工具，如 Holland 职业兴趣量表、职业偏好量表（Vocational Preference Inventory，VPI）和自我职业搜索量表（Self-Directed Search，SDS），找到与自己个性相合的职业类型。至今,根据该理论发展出来的工具都在职业指导领域得到广泛应用。

需要说明的是,Holland 职业指导理论还存在一些不足。该理论对社会因素的影响,以及环境和教育在人成长中的主导作用重视不够。而对于残疾者来说,他们普遍缺乏足够的生活经验与发展空间,该理论所评定的题目以及兴趣类型也难以反映其真实情况,因而在应用过程中,需要特别注意这方面的限制。

(三) 工作适应理论

工作适应理论(Theory of Work Adjustment,TWA)是 Dawis 和 Lofquist 在 20 世纪 60 年代建立,并在随后的几十年逐步完善的一套理论体系。与其他主要关注职业选择的理论不同,工作适应理论更多反映了人与工作、人与工作环境之间的关系,它更关注就业后的工作行为和工作适应问题,尤其是残疾者能否在工作中的持续稳定,因为工作持久事关个人的生活、自信心与未来发展。该理论认为,工作适应是一个连续的、动态的过程,在这一过程中,人们寻求实现并保持与工作环境的适应。当工作环境的增强系统(薪资、福利、未来发展等)符合个人愿望时,即工作能够满足个人需求,达到内在满足感(satisfaction),个人主观上就愿意留下来工作,否则就会选择辞职。另一方面,当个人的能力达到工作环境的要求(技能、知识、经验、价值观等),符合用人单位的需要时,即获得外在满意度(satisfactoriness),此时个人获得留任或升迁的机会就大,否则就可能被调职或解雇。因为个体的需求和工作的要求都会随着时间和情况而变化,就需要个人和工作之间维持动态平衡。如果这种平衡保持得好,可以认为个人实现了与工作环境的适配性,个人在该工作领域就可持久任职;如果个人和工作其中一方发生改变,另一方就要作出相应调整以维持该平衡,一旦这种平衡被打破,个人就会离开工作。

有人将工作适应理论总结为以下四个基本观点:
1. 工作者的人格与工作环境必须基本一致。
2. 个体需求主要是关注其怎样融入工作环境中。
3. 为了工作稳定和持久,个体的需求必须与工作环境的增强系统相一致。
4. 当工作者的特质与工作环境的要求相匹配时,工作安置最有效。

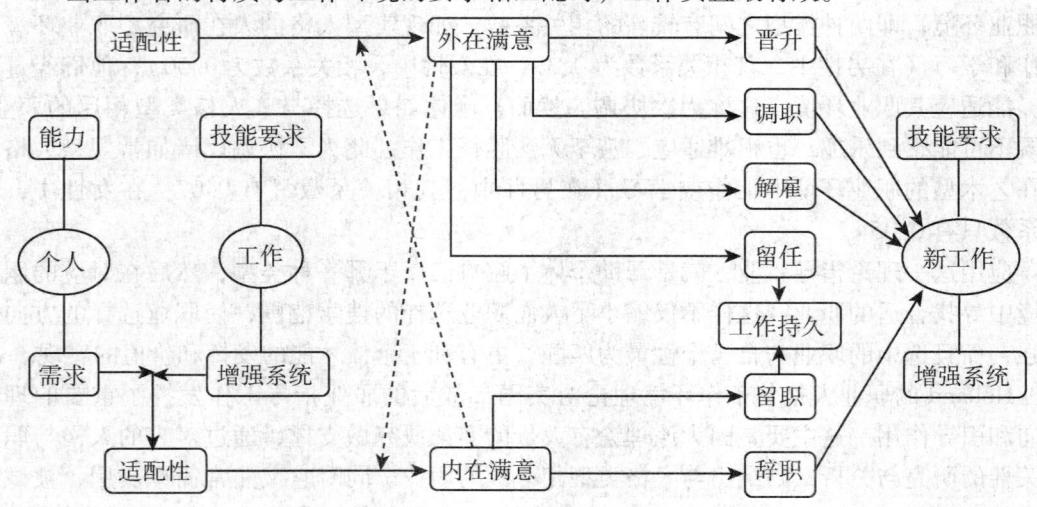

图 3-2 工作适应理论模式

工作适应理论仍然属于特质因素理论的范畴，但是它的特质与因素匹配过程不再是单方面按照工作环境的要求来挑选求职者，而是同时考虑到个人在工作环境中的适应问题，强调就业后个人需求要得到满足。个人价值及其相应的需求是否在工作环境中得到满足直接与工作满意度相关。

Davis 与 Lofquist 对工作适应理论的研究表明工作或多或少为个人提供六个方面价值需求的满足：成就，安稳，地位，利他，安全感和自主权。对于这六个来自工作的满意度类型，每个人的需求是不同的。在成就方面，人有发挥能力和获得成就的需求；在安稳方面，有活动、独立、变化、收入、安全、进步和好的工作条件的需求；地位需求有三：被认可、权威和社会地位；利他方面的需求包括不必做有违道德的事，所做的工作有利于他人；安全感方面包括管理制度公平、有支持员工的上司、确保对员工的培训；自主权方面是指能够发挥创造力和担负责任。工作带给个人每一个方面的满足都涵盖了人的具体需求。

工作适应理论有助于人们界定个人适应特定工作过程中存在的问题，从而帮助个人解决工作适应的一些问题。比如，个人的价值观和需要与工作环境的要求不符，或是个人不能理解工作中的激励模式（即增强系统），而引起对工作的不满，这些问题不在于工作本身而在于工作之外的个人需求得不到满足。

工作适应理论为后续研究建立了基础，并建立了一系列测评工具，包括满意度问卷、职业需求满意量表、重要性问卷、能力倾向题库等。该理论与 Holland 理论一样同属与特质因素理论的范畴，尽管工作适应理论强调就业后的行为与适应，但与前两种理论一样存在缺陷，即重视就业后的工作适应，而忽略了个人在就业之前的职业发展问题。

二、发展理论

20 世纪 50 年代，人们在应用特质因素理论进行职业指导的过程中，发现求职者并非都具备相同的就业准备度。有的已经具备相当的职业知识和技能，而且对未来的就业机会也有一定的了解，有的还处于职业探索和职业未知阶段，无法应用既往的指导理论。因而有学者提出了职业发展理论。这个理论认为，职业选择不是个人生活中面临择业时的单一事件，而是一个连续的、长期发展的过程。个人职业选择的发展过程如同人的身心发育一样，可以分成几个既有区别又相互联系的阶段，每个阶段都有其不同的特点和特定的职业发展任务，如果前一阶段的职业发展任务尚未很好完成，就会影响后一阶段的职业意识与行为的成熟，最后导致职业选择障碍。人们的职业态度和要求也并不是面临就业时才有的，而是在童年时期就开始孕育职业选择的萌芽，随着年龄、经历和教育等因素的变化，人们职业心理也会发生变化。

（一） Ginzberg 的职业发展理论

第一个提出职业发展理论的代表人物是 Ginzberg。他认为职业选择是一个发展过程，这个过程将持续 6~10 年的时间；在个体选择职业时，受客观条件的限制，人们必然会对理想职业做出让步。到了 20 世纪 70 年代，Ginzberg 又对先前的观点作了修正，进一步完善了他的理论。他提出职业选择的三个前提条件：①人生早期的决策有助于形成职业选择，但是个体工作和生活中发生的变化也会影响其职业选择和职业模式。②为了进行职业选择，应充分理解兴趣、能力、价值观等一系列个人特质，以及这些个人特质与社会需要、职业空缺之间的关系。③工作和职业决策，试图在个人的需求/愿望与工作机会/限制之间找到平衡。

Ginzberg 还概括了影响个人职业选择的四个因素：①个人的价值观。不同的职业有不同的价值取向，个人在工作世界中倾向于寻找与自己价值取向一致的职业。②情感和人格因素。每个人的情感和人格特点是不同的，每一种情感、人格都有其相适应的职业领域。③教育因素。个体受教育的程度和类型可能扩展或限制选择的范围。④环境因素。一个人的职业选择受到其社会生活环境的影响。这些因素影响着态度的形成，而态度又会决定职业选择。

Ginzberg 认为，职业选择过程就是从模糊空想向现实选择的过渡。他把职业选择的发展分为三个阶段：

1. 幻想期（10 岁之前）　这一阶段的儿童相信自己能做所有想做的事，喜欢通过游戏扮演成人的职业角色来表达他们对职业选择的想法。这种游戏中扮演的角色一般是由于一时的兴致、同伴或家庭的影响以及其他原因所致，这对儿童在一定时间内的职业定向起到一定影响。这一阶段早期是纯粹的游戏导向；接近末期，游戏则变为工作导向。

2. 尝试期（11～17 岁）　这个时期的青少年，在生活中不断尝试自己对未来职业的想法，磨炼自己的兴趣与能力。具体包括四个阶段，即兴趣期（11～12 岁）、能力期（13～14 岁）、价值观期（15～16 岁）和过渡期（17 岁）。这个过程非常重要，因为兴趣、能力和价值观是职业选择的基础。他们一开始按照是自己的爱好和兴趣进行职业考虑的；当意识到自己在某方面具有特长，就珍视自己真正的能力，并以能力作为职业选择的依据；到了价值观探索时期，他们开始试图了解职业的内在和外在价值，以此作为生涯选择的首要因素；最后他们将综合自己的兴趣、能力以及价值观，思考自己未来的职业方向。不过这时的决定还不能以现实为依据。

3. 现实期（18 岁以后）　现实期的个人在经历了尝试阶段后，开始结合现实环境进行职业选择的探索，并学会面对现实，在现实和职业理想之间学习妥协，成功的妥协将使职业方向逐渐明朗。早期的 Ginzberg 认为一旦职业决策完成，就进入现实的职业选择，是不可逆转的；但到后期，他又重新修正了这一观点，认为职业选择贯穿一个人的一生，大部分取决于早期的生活经验，但并非不能改变。

尽管有学者认为 Ginzberg 的理论只是一个描述性的理论，不能在职业发展过程提供足够的指导，但它促使更多的人认识到职业发展是贯穿个体整个工作生活的动态过程，并由此引发了其他职业发展理论的出现，有助于考察人们职业发展阶段及其职业意识与行为的成熟水平，增强人们对职业、职业选择、实现职业目标的途径与方法的认识。

（二）Super 的职业发展理论

Super 是职业发展理论领域最有影响力的学者，他于 1953 年开始研究人的职业发展并扩展了 Ginzberg 的理论。他以发展心理学和社会学对各种职业行为的分析为依据，从年龄阶段分析发展的过程，提出了职业生涯发展理论。他认为，一个人进行职业生涯选择的历程是一个动态的过程而不是静止的，因为无论从人自身心理发展的内在规律来看，还是从社会活动的变化对其产生的影响来看，人的职业心理总是处于一种动态的发展过程中。经过 20 多年的大规模研究，Super 提出了一套成熟的职业生涯发展阶段模式，包括五个阶段（图 3-3）。

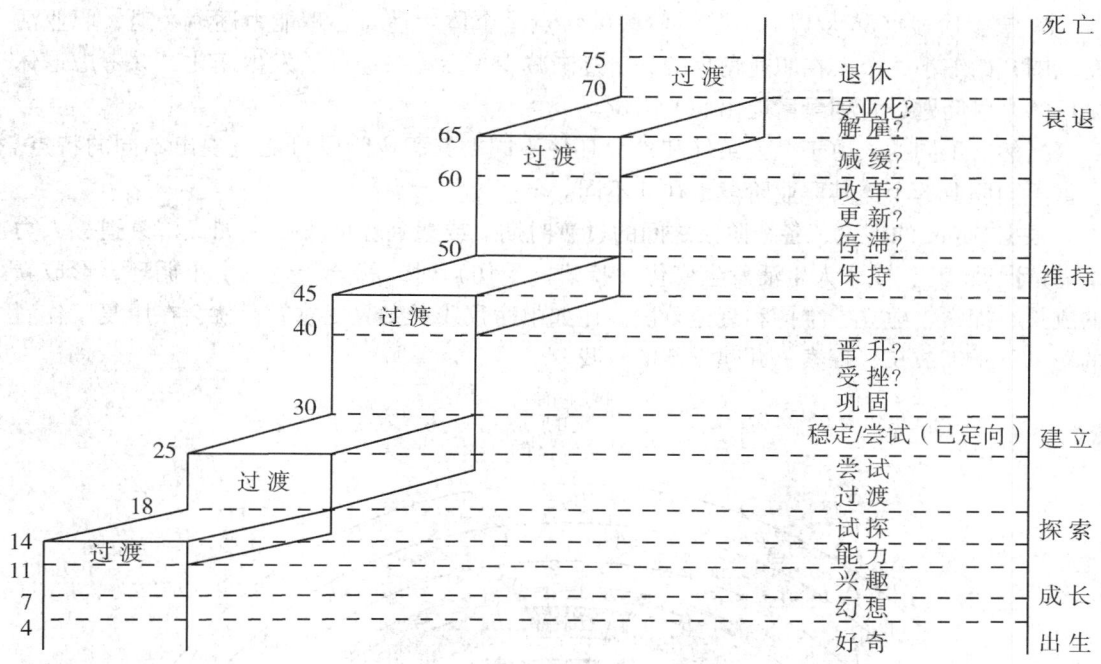

图 3-3 Super 生涯发展阶段图

1. 成长阶段（0~14 岁）　在这一阶段，个人逐步发展了兴趣、能力、能力倾向以及自我概念。初期，个人欲望和空想起支配作用，其后逐渐对社会现实产生注意和兴趣。成长阶段又分为"幻想"、"兴趣"和"能力"三个小的阶段。其中 4~10 岁为幻想期，常常扮演幻想中的角色；11~12 岁为兴趣期，兴趣成为影响儿童活动的主要因素；13~14 岁为能力期，这时更多地考虑任职条件和自身的基本能力训练。

2. 探索阶段（15~24 岁）　在此期间，个人在学校生活与闲暇活动中尝试有兴趣的职业活动，其职业偏好也逐渐趋于某些特定的领域，但这些领域不一定是最终的选择。探索阶段是人生道路上非常重要的转变时期，它可以分为暂定期、过渡期和试行期。暂定期从 15 岁至 17 岁，这一时期个人在空想、议论和学业中开始全面考虑欲望、兴趣、能力、价值观、雇用机会等，作出暂时性的选择；过渡期从 18 岁至 21 岁，这是个人接受专门教育训练和进入劳动力市场开始正式选择职业的时期，这时个人着重考虑现实，在现实和环境中寻求"自我"的实现；试行期从 22 岁到 24 岁，这个时期进入似乎适合自己的工作，并想把它当做终生职业。

3. 建立阶段（25~44 岁）　个人经过各种尝试后工作经验不断增加，最后选择一个工作领域并开始安定下来。就职以后发现真正适合于自己的领域，并努力试图使其成为自己的永久职业。这一阶段的早期（25~30 岁），有时会对自己从事的职业领域不满意，也可能变换一两次工作岗位。直到后期（31~44 岁），人们才完成职业选择的探索，在某种职业岗位上稳定下来。

4. 维持阶段（45~64 岁）　这时人们一般稳定下来，经过不断调整在工作中已取得一定地位，想要保住现有的职业位置，并力求得到晋升或改善工作，不再寻求新的工作领域。极少数人会冒险探索新领域，寻求新的发展。

5. 衰退阶段（65岁以后）这一阶段的特点是个体生理与心理能力逐渐衰退，职业活动范围开始缩小，个人在职业角色的分量逐渐减少，活动兴趣开始发生变化，并考虑退休之后的一些问题，直到最后退出职业岗位。

当然，不同的人由于个人条件和外界环境不同，其职业阶段可能呈现出不同的特点。从事不同职业的个体其职业阶段也往往不同。

根据Super的理论，各个阶段之间的过渡时期，或遇到环境改变（如经济衰退、人力供需情况改变），或个人生活发生变化（疾病、受伤）时，就会产生一个小循环，形成新的成长、探索、建立、维持和衰退阶段。比如中途致残者突遭变故后，就会在康复工作者的协助下重新成长、探索，并建立新的自我。

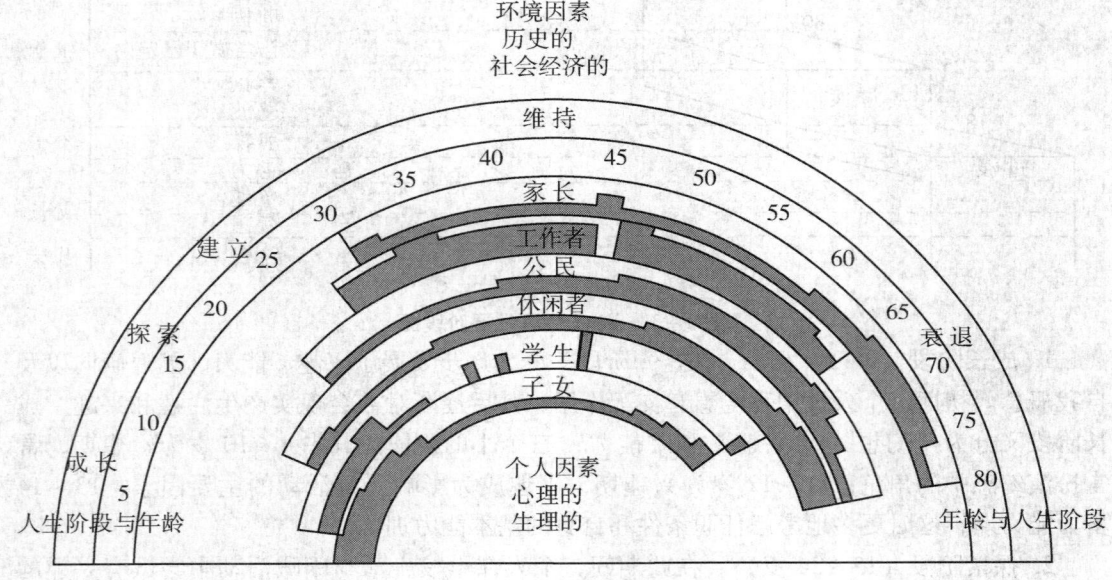

图3-4　Super生涯彩虹图

1980年，Super把自己的理论简化成生涯彩虹（图3-4）的概念——用图代表人一生所扮演的多重角色。在他看来，职业既蕴涵在人生生涯全过程中，也蕴涵在其生活空间中，包括生活角色和生活方式。Super指出人的一生可能会经历多种角色，包括子女、学生、休闲者、公民、工作者以及家长等，这些角色的交汇构成生命的全貌。其中每个角色的重要性在个人生命的不同发展阶段而有所不同。个体评价自己在特定角色上的重要性，由个人对角色的认定、参与和知识所组成。认定是对角色及其活动的情绪投入，属于情感部分；参与是实际用于扮演该角色的时间和精力，属于行为部分；知识则是认知部分，是对角色行为及其活动的了解。

生命的发展阶段是从时间维度考虑的，即生命全程（life-span）；生命中不同角色是从空间维度考虑的，即生命空间（life-space）。生命的发展阶段和所扮演的不同角色就构成了生涯彩虹：个人可以在每一道虹上绘出不同的颜色，代表个人在不同时期扮演角色的比重及对该角色的认同、投入和重视程度，这部分代表生命的深度。生命就是由时间、空间和深度三个维度构成。每个人的独特的生命历程都可以通过生涯彩虹反映出来。

Super 的职业生涯彩虹表明了个体一生中的角色是不断变化的。在青年期，探索是最重要的，产生职业决策。在成年早期，主要是在职业中逐渐建立并找到适合自己的发展道路。在中年，重点应该放在工作维持、工作满意感和调整工作的变化上。在成年后期会出现职业发展减速状况及对不同的职业焦虑进行调适。在人生生涯彩虹中检验不同的角色时，会发现角色的重要性变化得很明显。此时，Super 关于生命空间的理念开始发挥更为重要的作用。关键是个体生涯中关心的重点及生涯与角色的关系在变化。因为个体的工作和职业是处在整个生命之中的，它只是个体一生中所扮演的多种角色之一。

Super 认为，个人一生所扮演的角色事实上都是自我概念的具体表现，也就是说，自我概念是个人生涯发展历程的核心。自我概念是指个人对自己多方面知觉的综合，其中包括个人对自己性格、能力、兴趣、欲望的了解，个人与别人和环境的关系，个人对处理事务的经验，以及对生活目标的认识与评价等。自我概念由反映评价、社会比较和自我感觉三部分相互作用形成。Super 指出，形成个人自我形象的职业偏好及能力会随着时间和经验而发生改变。个人的工作满意度和生活满意度依赖于个人能否在工作和生活环境中找到展现自我的机会。

Super 还提出职业成熟度的概念。职业成熟度就是指个体应付他们所面临的发展任务时所表现出的发展水平，这种发展水平包括认知及情意两方面：在认知方面，包括个人对职业本身的认知态度、对工作世界的认知、对个人偏好的工作领域的认识，以及在职业决定技巧方面的认知及应用；在情意方面，则包括个人分别对职业探索与职业计划的动机和态度。在任何既定的职业生涯阶段，能否成功地处理好环境和个体的需要，取决于个体对处理这些需要的职业成熟度（即准备程度）。成熟度与解决问题的难易程度呈反比，成熟度越高，解决问题的难度越低，反之则越高。Super 职业成熟度的概念对指导个人职业发展极有帮助，首先要确定求职者的生涯阶段和职业成熟水平，对于一个不成熟的求职者要把重点放在职业定位和探索上；而对于成熟的求职者则应把重点放在作决策和理解自己的真实情况上，从而有针对性地开展职业指导。已经有大量研究证明，通过教育和指导可以提高个体职业成熟度，从而增加个人在职业生涯的满意度。

除了以上介绍的职业指导理论，目前被广泛使用的还有 Bandura 的自我效能理论、Krumboltz 的社会学习理论和 Gelatt 的职业决策理论。总的来说，职业指导理论中，早期的结构理论一般关注实现就业，即用职业前的特征来预测职业后的行为，倾向于帮助求职者产生明确的职业选择。随着社会变迁，职业选择中的不确定因素增加，根据现有职业对求职者进行鉴定并安置岗位的指导模式，越来越无法给予个人有效和长期的帮助。反观发展理论由于更关注研究就业后的职业适应和发展，在实际应用中更容易适应当今社会的急剧变化。因此，在发展理论的影响下，结构理论也逐渐引入发展的观点，工作适应理论就是一个例证。但由于结构理论的简单实用，在实际工作中它仍然占据相当重要的地位。

职业指导理论仍然处于不断发展阶段，目前没有一个理论可以完全符合所有的康复服务对象（也包括非残疾者），也没有一个理论完全没有实用价值。同样，虽然目前尚缺少以残疾者为基础的职业发展与工作适应理论，但也没有一个理论完全不能适用于残疾者，因此，康复工作者应根据服务对象的实际和自身的优势，选择最适合的一个或多个理论，指导其职业康复进程。

第二节　职业康复的通用过程

职业康复是一个系统的专业服务过程，接受服务的对象被称作案主（client）。专业人员与案主是一种合作关系，专业人员要通过专业技能帮助案主了解自身和工作环境。专业人员应避免过去传统的医疗模式中主导服务输送的角色，倡导案主主动参与进来，在有效沟通的基础上，作为专业人员的工作伙伴，共同决定职业康复服务的内容和方式。

一、职业康复工作应遵循的原则

职业康复是一项专业性服务工作，为了保障案主的权益和服务的规范性与专业性，专业人员在服务过程中应遵循以下几项原则：

（一）以案主为中心的原则

职业康复服务的主体是案主，专业人员应始终把案主的利益放在首位。尊重案主的知情选择权，尊重其自主权和个人尊严。案主有选择和中止服务的权利。专业人员的任何计划或决定都必须与案主协商，并且是在得到其本人同意的情况下做出的。

（二）客观的原则

专业人员所作的职业评定结果必须是真实而客观的，职业康复计划的制订与实施也要切合案主本人和职业场所的实际情况。

（三）保密的原则

充分尊重案主的隐私权，在服务过程中专业人员应与案主建立一种相互信任的关系。未经案主许可，专业人员不得公开案主的个人信息。

（四）公平的原则

专业人员应平等对待每一位接受服务的案主，不因案主的背景不同而在服务态度和水准上有所区别。

（五）个性化的原则

职业康复计划的制订必须是根据每个案主的特点、能力和潜力，以及残疾的情况而制定，应做到服务的个性化。

（六）多元化的原则

根据案主的兴趣和能力倾向，尽量为案主提供多元化选择，使职业环境要求与案主的特点达到最大程度的契合。并且，职业康复是对案主提供的服务也应是全方位的。

二、职业康复的通用过程

开展职业康复服务的场所包括康复医疗机构、社区、职业培训机构、庇护工场，甚至还可能包括用人单位。职业康复服务的内容大致可分为职业评定、职业康复计划的制订、实施、结案和追踪随访。除了帮助案主实现就业外，职业康复的工作内容还涉及案主的职业生活、社会适应能力、社会支持系统，以及他们如何与环境相互融合。因此，要求专业人员必须具备多领域的专业技能和素质，包括职业评定、职业培训、相关的医疗常识、心理辅导、解决社会问题，以及个案管理等能力。当然，这些工作不可能由一个人完成，需要多个职业康复的专业人员进行分工合作，在某些方面还需要其他相关专业人员的介入和参与。

职业康复的通用过程是：评定→计划→实施→追踪。当案主就业中需要新的职业康复服务时，就进入了下一个循环。事实上，每一个工作步骤内部也有评定→计划→实施→追踪的小循环。比如在评定过程中发现案主仍存在难以明确的问题时，就需要通过计划增加评定内容或调整评定内容，然后实施评定，以明确问题所在，然后看看是否还有不清楚的地方，如果案主存在的问题都已清楚，即可进入下一步骤，制订康复计划。以下就按照职业康复的一般过程逐一介绍。

（一）评定

职业康复的服务对象来源包括自己主动寻求职业康复服务的，也可能由其他专业人员转介而来。当服务对象接受服务时，即成为职业康复的案主。在评定之前，服务人员首先通过面谈与案主建立服务关系，并通过沟通取得初步信任，以便后面的工作顺利展开。

职业康复主要评定案主在训练前或没有在职支持情况下的工作能力，以及通过培训或在职支持后，在实际工作环境中个人满足生产要求的能力。职业评定可了解案主的优势能力、功能限制、职业能力倾向、兴趣、工作态度等，专业人员可通过职业评定帮助案主选择适当的工作或职业训练、求职技巧训练等等。职业评定的主要目的不在于决定或筛选案主是否适合某项工作，而是从案主的优势能力出发，以零拒绝的方式切实分析和确认案主需要哪些工作情境中的支持与辅助，需要学习哪些工作技能及有关的社会行为，以及工作情境以外的支持（如交通/行动能力、金钱管理、安排休闲时间等），促进其适应工作的能力。

在正式面谈之前，专业人员需要收集和查阅案主的医学资料和社会职业信息，了解案主的一般情况、残疾状况和医疗经过。面谈时，专业人员首先应向案主告知职业康复所提供的服务内容、程序和方式，以及案主的权利与义务，以取得案主的配合与信任。面谈主要围绕有关案主的身心功能、教育职业经历、社会经济状况和个人的职业选择等方面进行。面谈过程中，专业人员常会运用一些面谈技巧，取得有关案主的有效的详细信息。专业人员根据所掌握的初步资料，对案主的职业评定和所需服务进行预判，以便有针对性地选择职业评定项目。

专业人员在初步了解案主的就业意愿、职业兴趣、教育背景、工作经历等基本情况后，就应根据面谈所掌握的资料和专业知识，着手制订职业评定计划。每个案主的能力优势和身体条件限制各不相同，职业需求和个人特质也千差万别。因此，正式职业评定之前应根据案主的具体问题与需求设计个性化的职业评定计划，确定评定的项目、评定工具、施测人员、时间、地点和施测方式。强调个性化的职业评定计划应从整体考虑案主的职业目标，职业评定应反映出案主的现有能力和潜力、功能限制、个性特质、所处的或未来的就业环境的差异性。

所有的职业评定都应对案主进行必要的一般医学检查，包括身体残疾的状态和程度，案主的身体功能，以确定不适合残疾情况的活动类型，以及潜在工作所要求的体能耐力。

如一般检查仍不能提供充分的身体状况信息，则需要转介给专科医生进行进一步检查。职业评定不要求所有案主做心理测评，但心理测评可以帮助了解案主的智能、能力倾向、兴趣、个性特征等有关职业功能的信息。如有必要应进一步展开工作样本、情境评定，乃至在职评定，以观察了解案主的实际工作表现。此外，评定内容还可能包括对潜在的就业环境进行分析，了解工作对求职者的要求，确定工作调适的方案等。

从前面的介绍可以看出，职业评定一方面要评定案主的工作能力和潜能，分析案主的"可就业性"；另一方面是对潜在的就业环境特点和职业对工作者的要求进行评定，分析案主的"可安置性"；随后将案主的特质与工作环境的要求进行比对。评定的工作模式如图3-5所示。

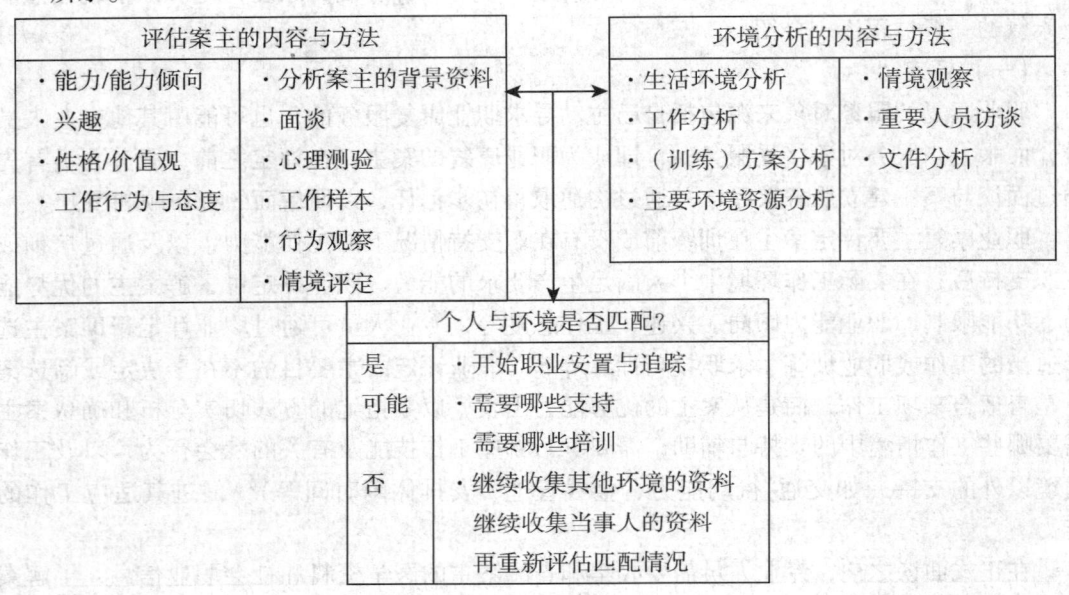

图3-5 职业评定的工作模式

职业评定结束后，评定人应写出评定报告，作为下一步制订职业康复计划的依据。

（二）计划

职业康复计划是根据职业评定的结果和建议，帮助案主和专业人员一同确定职业目标，并据此提出实现职业目标所需的介入策略，然后形成职业康复计划书。

制订职业康复计划第一步要选择职业目标。选择职业目标，首先要了解各种职业，常用的工具包括我国的职业分类大典、美国职业名称词典和O*NET系统。这些工具可帮助案主和专业人员了解各种目标职业的工作内容、技能要求、工作环境以及所使用的设备工具等信息。通过这些工具，专业人员要分析目标职业对案主的身体功能、工作能力以及心理素质和教育职业背景等要求，将案主的特质与不同职业的工作环境相比较，并预测案主在其中可能的工作表现、外在满意度和案主的内在满足感，从而发掘能够与案主的喜好一致、发挥案主优势、将限制减到最低的职业，作为康复的长期目标。

一旦确定目标，就着手考虑实现目标所需的介入策略和康复服务。并非所有案主都需要经过医疗康复、工作适应训练、职业技能训练等服务，专业人员应分析案主实现职业目标所面临的问题，包括潜在的工作环境中案主会有哪些功能限制，案主达到工作环境要求所存在的障碍有哪些等。确定这些问题后，专业人员要提出相应的解决办法，包括提高案主能力（职业培训、就业指导等）和消除环境中的障碍（辅助器具的配置、工作调适等），并预估介入策略后的效果，也要考虑资金、时间和精力等成本支出。最后，专业人员应根据案主的能力和需要选择服务写出个性化职业服务计划书。职业服务计划书要根据每项介入服务策略的难易程度和效果列出服务的优先次序，并指出阶段性目标、服务内容、服务场所、服务人员、技术方法、预期成效，以及评价案主是否达到远、近期目标的方法等。

需要指出的是，每一位案主进入职业康复时的情况和需求都是不同的，因此他们的职业康复具体过程都是不一样的。专业人员应根据案主的具体情况合理计划安排职业康复的服务量和服务内容。任何职业康复计划的服务项目和安排方式都要为案主实现职业康复的最终目标服务。

（三）实施

职业康复计划制订完成后，专业人员可根据案主的实际需要，按计划为案主提供相应的职业康复服务。计划的实施包括就业准备和就业安置。

就业准备主要是医学康复，包括医学治疗、护理、康复治疗（物理治疗、作业治疗、言语治疗）、康复工程等。除此之外，专业人员也要帮助案主做好社会心理功能的准备，包括建立自我认同、促进职业兴趣的发展、提升自我效能，接触社会、与他人互动、培养独立生活能力，为迈入社会打下良好的社会心理基础。对于工作适应能力差的案主，职业康复应提供一定的工作适应训练，训练内容包括培养良好的工作习惯和履行工作角色所需的行为，与工作有关的个人形象的维护，以及在工作中个人如何与他人做适当而有效的交往。对于缺少职业技能的案主，就需要为其提供职业知识与实际技能的培养和训练。培训形式包括职业教育、职业培训、在职培训、庇护工场培训等。

经过就业准备和已经具备就业能力的案主，即可进入就业安置。职业康复服务最终需要落实在就业上，因此，安置是促进案主就业的重点。就业安置不能简单理解为由专业人员为案主安排某个工作，而是根据案主的能力和需求层次运用适当的方式，促进案主就业成功。就业安置的模式包括竞争性就业、支持性就业和庇护性就业。对于竞争性就业和支持性就业的案主，需要专业人员提供求职和面试指导以及工作调适服务，促进其稳定就业。而对于庇护性就业的案主，则需要专业人员付出更多的精力帮助案主改善工作意愿、工作习惯、生活习惯、工作态度，提升人际关系、体能耐力，增加与社会互动，并有机会进入支持性就业、甚至竞争性就业的工作环境中，使其从工作中体验人生的意义。

（四）结案与随访

就业安置后，专业人员了解案主对工作的满意度和用人单位的意见，评价案主的工作适应性。当案主稳定就业一段时间后（一般为两到三个月），即可认为就业成功，达到职业康复的最终目标。就业成功后，专业人员就可以为案主结案。

结案时要撰写书面结案报告，总结职业康复服务过程，以及计划目标的完成情况、服务成果。结案后，专业人员需与案主继续保持联系，追踪随访，协助案主和用人单位解决就业中的问题。

本节介绍了典型的职业康复过程。但在实际工作中，案主的情况差别悬殊，每个人的具体康复过程都会有所不同。有的案主可能仅需要简单的面谈评定即可确定就业目标；有的案主则需要安排系统全面的评定项目；有的案主能在就业安置中很快适应工作，不需要额外的调整；有的案主则在工作过程中需要大量持续的支持，甚至发现工作不能适应，还需回过来寻找其他职业方向，重新制订新的职业计划。但总体上，每一个案主都要经历评定、计划、实施和追踪的过程，只是服务内容、服务时间和具体过程各有不同。

（朱平）

思考题

1. 职业人格与工作环境理论的六种基本类型是什么？简述该理论的主要假设。
2. 工作适应理论的特点是什么？
3. 职业生涯发展的五个阶段是什么？请简要说明。
4. 简述职业康复的通用过程。

参考文献：

1. PetersonN，GonzálezCR. 职业咨询心理学：工作在人们生活中的作用[M]. 第2版. 时勘等译. 北京：中国轻工业出版社，2007：71-135.
2. 林幸台. 身心障碍者生涯辅导与转衔服务[M]. 台北：心理出版社，2007：27-59.
3. KarenEW. 身心障碍者生涯咨商——给实务工作者的教战手册[M]. 王敏行，赖淑华，戴富娇译. 台北：心理出版社，2009：13-20.
4. 金树人. 生涯咨询与辅导[M]. 北京：高等教育出版社，2007：47-90.
5. RiggarTF，MakiDR. 复健咨商手册[M]. 吴明宜等译. 台北：心理出版社，2008：1-52.
6. Kruser，FH. 克氏康复医学[M]. 长沙：湖南科学技术出版社，1990：121-140.

第四章 职业评定

学习目标
1. 掌握面谈的范围和内容,了解面谈技巧。
2. 熟悉标准化职业评定的项目内容。
3. 熟悉生态评定的特点。
4. 了解职业评定计划和报告的内容。

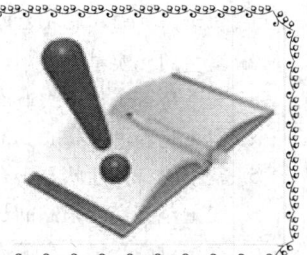

职业评定(Vocational Assessment)是职业康复专业的主要工作内容之一。是通过多种方法获取有关案主的个人资料,从而对案主的职业能力与潜在的工作环境做出评定的系统化过程。职业评定的目的是帮助案主更好地理解其现有和潜在的职业能力和职业兴趣,并以此作为基础引导专业人员和案主选择适合的职业目标,为制订职业康复计划提供依据。

职业评定在案主的职业康复中具有以下作用:
1. 帮助案主增加自我了解;
2. 帮助案主选择适当的职业方向;
3. 便于将案主的能力与工作要求进行匹配;
4. 作为制订职业康复计划的依据。

职业评定是从多角度、多层面来探讨案主康复和就业的相关问题,同时也要考虑可获得的支持系统,包括家庭和社区的支持。表 4-1 详细列出了残疾案主在职业评定中可能涉及的问题。如果能通过职业评定回答这些问题,就可以认为已经获得了充分的案主信息,并为下一步制订康复计划建立了良好的基础。

表 4-1 职业评定中可能涉及的问题

Ⅰ. 身体因素
1. 案主的残疾状况是否稳定或持续恶化?
2. 如果日常活动存在限制,其活动能力能否提高?需要多大程度的协助?
3. 如果存在行动受限,其行动能力能否再提高?
4. 是否有辅助器具可协助其克服身体功能的障碍?
5. 残疾在哪些方面影响了案主的职业技能?是否可以减少这种不利影响?
Ⅱ. 教育与职业因素
1. 案主的教育程度(学业成绩)能否反映其智能?
2. 案主是否已发展出新的职业相关技能以改善残疾造成的影响?
3. 案主的教育与职业经历是否表明未来可能的训练(就业)方向?是否有不一致的情况?
4. 案主是否有良好的个人技能和能力?

5. 是否有任何可供发展的职业潜能？
6. 是否有正式的工作资历？
7. 案主目前有何种工作技能？
8. 案主的工作经历中有什么有价值的信息与未来的职业选择有关？
Ⅲ. 心理与社会因素
1. 案主对其残疾是否有明显的心理反应，以至于阻碍其职业适应？如果有的话，如何改善？
2. 案主的残疾是否被当做不履行自己或他人期望的理由？如果是的话，如何提高其康复的动机？
3. 案主是否满足于失业的状态？如果是的话，如何提高其康复动机？
4. 案主是否过度担心其健康状况？
5. 案主的身体症状是否有心理因素？
6. 案主对其功能限制的认识是否比实际的要少？
7. 案主对高产量、高压力的工作类型反应如何？
8. 案主在需要与他人充分合作的工作情境中表现如何？
9. 案主对工作督导的反应是否恰当？
10. 案主是否愿意为工作而牺牲较多的闲暇时间？
11. 案主的家庭支持他的康复吗？是否需要干预以获取正面效果？
12. 是否需要提高案主的家庭适应能力？如何实现？
13. 案主是否会因家庭的支持而增加依赖性，以致抵消康复的效果？
14. 案主的家庭有否过度保护的情况？
15. 家庭的重要成员是否鼓励案主不切实际的期望？
16. 案主安排休闲的方式是否会对其工作稳定性产生影响？
Ⅳ. 经济因素
1. 案主是否需要生活补助？
2. 如果接受生活补助，案主是否会因此降低工作意愿？
3. 案主是否负债？是否可能妨碍其康复计划？
4. 案主是否能管理个人财务？
Ⅴ. 个人的职业选择
1. 当前目标
（1）案主有否适合的工作目标？（其能力倾向、技能、兴趣与其目标是否一致？）
（2）案主是否了解其职业目标的未来前景？
（3）就业市场是否有案主胜任的工作？
（4）案主是否了解其在该职业上想要得到什么？如果案主没有一个"现实的"职业目标，如何协助其选择适当的职业？
（5）案主是否有足够的工作经验作为选择适当职业的基础？
（6）案主对其感兴趣的职业是否了解其一般准入条件和日常要求？
（7）案主是否需要特定的职业信息以选择适当的职业？
（8）案主较倾向于人际性的还是事务性的职业？
（9）对案主来说，工作环境更重要，还是工作任务更重要？

续表

> 2. 潜在目标
> （1）工作调适能否增加案主的就业机会？
> （2）案主是否需要接受工作适应训练？
> （3）案主是否需要接受职业训练？
> （4）案主的休闲活动方式可否与其职业选择结合？
> 3. 获得职业
> （1）案主是否因其特定残疾而排除某些可能的工作环境？
> （2）如果以前曾就业，案主是否具备返回原岗位所需的生理和心理功能？
> （3）案主能否在潜在的雇主面前表现自己？
> （4）案主能否顺利填写求职申请？

第一节 面谈与评定计划

面谈是制订评定计划和展开评定的重要基础。事实上，从面谈开始，就已经进入到职业评定阶段。

一、面谈

面谈（Interviewing）是通过与案主的正式交谈，了解案主的职业相关信息的过程。它是整个职业康复的基础和起点，也是职业康复服务顺利展开的前提。在面谈过程中，专业人员除了要了解案主的一般信息，另一个重要任务是通过与案主的接触，与其发展和建立融洽的合作关系，为下一步工作打下良好的基础。

案主的主要来源包括自己主动寻求职业康复服务的，或者由其他专业人员转介而来的。前者一般是案主或代理人主动来到职业康复机构寻求职业指导，他们往往对职业康复有一些认识，职业康复的动机较强，对服务结果有一定期待，比较容易与之建立关系。后者多半属于被动接受服务，对职业康复缺乏认识，需要专业人员比较细致地介绍职业康复服务的内容和方式。专业人员要运用一些服务技巧，与案主建立信任的工作关系。专业人员也可以主动去发现潜在的服务对象，比如到康复机构、医院和社区寻找服务对象，让这些潜在的服务对象和所在机构了解职业康复的作用，促使他们成为职业康复服务的案主。

对大部分案主来说，职业康复可能是一次全新的经历，初次接触专业人员难免会感到一定程度的紧张和焦虑。专业人员首先要表现出对案主的尊重，并对他们的需要表现出足够的敏感。专业人员应当谨记：在这个时候，案主除了需要承受残疾给他们带来的各方面影响之外，还需要应对一个自己根本不熟悉的康复过程。这种情况可能会引起一定的焦虑、紧张、挫折感和其他一些症状。因此，需要专业人员清楚地向案主说明面谈的内容，要注意让案主放松心情，消除不适感，有自由表达的机会，使其感受来自专业人员的理解和支持。

（一）面谈的准备

与案主正式面谈之前，专业人员要做好准备工作。包括：

1. 研读资料。事先研读案主的病例资料和社会家庭背景信息，记下不清楚的地方，以便在面谈过程中进一步了解。

2. 了解已有的康复服务。了解其是否接受过康复服务。如果由其他机构转介而来，则要阅读以前的服务记录，以便在面谈时有的放矢地与他们沟通交流。

3. 特殊情况。了解案主是否有需要特别关注的个别情况。比如，是否有情绪方面的问题，并为此做好应对准备。

4. 拟订初次面谈提纲。面谈提纲主要围绕案主的社会职业史展开。详细的面谈提纲可以帮助专业人员理清谈话思路，从而在面谈时有条理和有效地与案主进行沟通，探讨他们的问题，澄清有疑问的地方。

（二）面谈的范围和内容

面谈过程中，专业人员要用通俗易懂的方式，向案主解释整个职业康复的过程、职业康复专业人员的功能，并回答案主可能提出的所有问题。专业人员还要向案主解释需要其提供的配合，征询案主对面谈安排的意见和对职业康复的期望，并向案主保证，职业康复过程中所涉及的一切个人信息都会受到保密。面谈是一个与案主建立关系的过程，也是初步收集案主资料的过程。为了取得真实而有用的信息，应鼓励案主主动叙述。如果有特殊问题需要回答，应放在一般性问题之后提出。正式面谈包括以下几个方面：

1. 身体情况。面谈涉及的身体情况包括：案主存在的损伤或疾病、损伤或发病的原因、病程、是否接受过相关康复治疗、用药情况、残疾状况是否在恶化，以及案主的残疾对日常活动造成的影响（包括案主如何进行日常活动，还存在哪些障碍等）。

2. 教育培训经历。包括：成长背景、学习环境、受教育的年限、最高学历、喜欢或不喜欢哪门课程、是否参加过职业培训等。

3. 工作经历。包括：所从事的工作以及工作环境、收入、就业的持续时间、喜欢或不喜欢何种工作、中断工作的原因、失业的持续时间等。

4. 心理因素。包括：是否因自身残疾不愿参加社会交往、是否担心他人的歧视、能否适应目前的残疾状况、是否接受过心理辅导、食欲和睡眠如何等。

5. 社会因素。包括：婚姻状况、一起生活的家庭成员、是否有未成年子女、与家庭成员的关系如何、家人是否支持案主的职业康复、案主有哪些社会交往、与亲人朋友同事的关系如何、有哪些休闲娱乐活动、是否满意自己的社会生活等。

6. 经济因素。包括：主要经济来源、是否负债、必要的生活支出、是否有工伤保险和医疗保险、是否满意自己的经济状况。

7. 个人职业选择。包括：既定的和/或潜在的职业目标、未来职业前景如何、对工作收入的预期如何、希望接受何种职业培训、希望从事与他人协作的还是独立的工作、对住所到工作地点的距离有何要求等。

（三）面谈的技巧

未经训练的专业人员与案主在面谈中得到的信息并不一定准确。案主叙述的内容可能有所夸大，只说些他们认为专业人员想听的话，或者有的案主碍于面子隐瞒一些信息，或采取心理防卫机制拒绝配合。这些都会阻止专业人员掌握真实信息，不利于就业目标的实现。为了获取有效的真实信息，专业人员要掌握和灵活运用一些面谈技巧。

1. 专注与倾听。在面谈的过程中，专业人员要通过语言与肢体动作表达其正全神贯注地聆听案主的谈话内容，关切、重视案主的遭遇，愿意陪同其探讨问题。沟通过程中，专业人员不作评判，目的是为了取得案主的信任，促进其自我开放及自我探索。身体的专注与倾听包括五个基本要素：面对案主（与案主坐成90度角）、身体姿势开放（开放的姿势带给案主安全感和接纳感）、身体稍微倾向案主（可以传递出对案主的关心，让案主愿意开放自己）、良好的目光接触（可以传递出对案主的重视）、身体放松（专业人员放松的身体姿势可以影响案主，使其心情放松下来）。除了身体专注外，专业人员还要用语言回应案主的叙述，表达情感上的共鸣。

2. 具体化。在面谈过程中，如果发现案主所叙述的内容有含糊不清的地方，要以"何人、何事、何地、有何感觉、有何想法、发生什么事、如何发生"等问题，协助其更清楚地描述其问题，以确定案主所想表达的内容、感受和想法的具体含义。案主描述自己的问题时，可能会因为自尊、面子、过去痛苦经验或其他原因，只提供某一部分对自己有利的信息，因而描述的内容会模糊不清。这时，可通过将问题具体化，让案主描述问题的细节，鼓励其提供更多客观的信息。在有关工作经历的叙述中应包含细节，这对后面的工作很有意义。

3. 复述。复述主要是以稍微不同的措辞，重复案主所表达的内容，以澄清其意思。一方面可以帮助专业人员正确了解案主的意思，以提供适当的支持；另一方面通过专业人员的复述，可以将谈话转到某个关键的问题上，以进行深入探讨。

4. 探问。为了鼓励案主有更多的表达，在必要的情况下，配合案主的问题与职业康复目标，提出相关问题询问案主。提出的问题可以分为开放式问题和封闭式问题。开放式问题没有固定答案，可以允许案主自由地表达，优点是案主可能提供较多的信息；封闭式问题有明确、固定的答案，案主只能就事实状况加以回答，这类问题通常有关案主的基本情况。

5. 同理心。同理心是指站在案主的立场，体谅其感受及想法，目的是培养信任的关系，促进沟通及了解。同理心并不意味着要对案主表现出同情或怜悯的态度，而是要专业人员以感同身受的方式体验案主主观的想法与情绪，将自己的感受传递给案主。

6. 简述语意。如果案主的叙述冗长、内容繁多，专业人员可以用自己的话，提纲挈领地将案主所要表达的内容回应给案主。这种方法可以确定专业人员是否正确理解了案主的意思，抓住重点，并把谈话内容引向重要的方面。

7. 摘要。面谈进行一段时间后，专业人员将谈话的要点整理和归纳，然后回应给案主。或者，专业人员请案主将他们谈话的内容做重点整理，再表达出来。摘要的内容必须反映案主叙述的重点。

8. 沉默。在面谈过程中，由于某些原因，案主无法继续所谈的内容而沉默下来。案主沉默可能有几种原因：第一，案主仍然没有完全信任专业人员，唯恐坦诚的表白会换来对方的耻笑或批评，因此犹豫不决、沉默不语；第二，案主正在整理他的思绪，需要一段时间才能理出头绪；第三，面对专业人员的问题，案主从来没有考虑过，因此不知如何回答。专业人员因为知道某些重要的信息正在案主的头脑中运转，而允许谈话暂时停顿，并且在案主沉默之后，询问案主沉默时所想的事。

9. 自我表露。在适当的情况下,专业人员公开自己的类似经验与案主分享,协助案主对自己的感觉、想法与行为有进一步的了解,并且从专业人员的体验中得到积极的启示。自我表露方法一般在与案主有良好信任关系时使用,目的在于协助案主注意问题的关键及可以运用的资源。

另外,需要注意的是,一次面谈应该尽量在一个小时之内结束。因为案主的身体方面存在一些困难,可能无法忍受时间超过一个小时的谈话过程。比如,他们不能过长时间地坐在那里,或者由于注意力缺陷,而无法长时间地专注。当案主无法专注于某一个话题时,专业人员在面谈的过程中要经常调整他的注意力。

(四) 面谈总结

面谈结束后,专业人员应及时整理和总结面谈所收集的案主资料,形成摘要,作为下一步工作的基础。面谈摘要应涵盖案主的身体功能、教育背景、社会职业史、经济状况、家庭支持以及个人的职业选择。

二、职业评定计划

每个案主的能力优势和身体条件限制各不相同,职业需求和个人特质也千差万别,欲了解每个案主的具体情况,职业评定的方式和内容也自然各有不同。因此,正式职业评定之前应根据案主的具体问题与需求设计个性化的职业评定计划,确定评定的项目、评定工具、施测人员、时间、地点,与施测方式等。

面谈后,专业人员在初步了解案主的就业意愿、职业兴趣、教育背景、工作经历等基本情况后,就应根据面谈所掌握的资料和专业知识,着手制订职业评定计划。强调个性化的职业评定计划应从整体考虑案主的职业目标,评定计划应反映出案主的现有能力和潜力、功能限制、个性特质、所处的或未来的就业环境的差异性。职业评定的项目选择应以适合案主需要为标准,不宜盲目设定评定项目,增加人力物力的浪费。在保证充分获取案主职业相关信息的前提下,尽可能选择信效度高、成本低、省时省力的评定方案,合理安排评定程序。

(一) 职业评定计划的内容

职业评定计划没有标准格式,但应包括以下四个方面内容:

1. 职业评定的目的。评定计划应明确评定的重点,指出需要通过评定澄清面谈尚不能确定的疑问,包括确定案主目前具有哪些优势和限制,职业兴趣和目标,职业康复的问题所在,以回答其就业的可能性。

2. 职业评定的技术方法和评定工具。根据案主的具体问题和评定工具的实用性,安排适合的评定方法。评定技术与工具选择不当,可能导致无法获取有意义的评定结果,或对案主的工作潜能作出错误的解释,从而影响其职业康复的结果。

3. 评定的人员和职责。根据评定人员的资质和专业能力,分配相应的评定项目和工作职责,以确保评定的顺利实施以及结论的可靠性。

4. 评定的日期进程。专业人员应安排好评定的进程,包括具体时间、地点、评定项目内容。

在评定过程中,个性化的职业评定计划并非一成不变,可能会根据需要作出调整。调整的原因包括案主提出新的职业兴趣而需要增加评定内容，评定工具或施测方法可能不适合，以及其他需要改变评定日期、方案的原因。调整评定计划是为获得充分的案主信息，以指导职业康复过程，使案主最终实现就业目标。

（二）职业评定计划的作用：

制订职业评定计划指导评定过程有以下作用：①帮助案主了解评定的目的和意义，使其主动参与到职业评定中，并在评定过程中充分展示个人潜能；②通过职业评定计划，使评定过程更有效率，避免人力、物力和时间的浪费；③帮助评定人员有计划地展开评定，减少随意性，使评定结论更为可信。

第二节 标准化的职业评定

一、身体功能评定

身体功能评定主要为了解案主当前的一般身体功能情况。测评项目为一系列与工作相关的功能性能力，包括关节活动度，各种功能性动作（见表4-2）。测评还涉及力量的一致性、动态平衡/敏捷性、协调性、心肺功能、体位耐受、姿势控制，包括一部分模拟或实际工作任务。

表4-2 工作相关的身体功能定义

1. 力量（Strength） 　提举（Lifting）：将物体从一个高度提升或降低到另一个高度 　携带（Carrying）：运送物品，通常是用手拿或胳膊夹着 　推（Pushing）：对一个物体施加力量使它远离 　拉（Pulling）：对一个物体施加力量使它靠近 　站立（Standing）：保持站立姿势不动 　步行（Walking）：用双脚移动 　坐（Sitting）：保持坐位姿势 2. 攀爬（Climbing）：沿着梯子、台阶、脚手架、斜坡、电线杆等向上或向下 3. 平衡（Balancing）：保持身体平衡，防止摔倒 4. 弯腰（Stooping）：屈曲腰部，使身体向下向前弯曲 5. 跪（Kneeling）：屈膝使单膝或双膝着地 6. 蹲（Crouching）：弯腰屈膝，使身体向下向前弯曲 7. 爬行（Crawling）：用手和膝或手和脚使身体前进 8. 伸手（Reaching）：在各个方向伸展手和臂 9. 使用手（Handling）：用手抓、持、握、转动或操作 10. 使用手指（Fingering）：摘、捏，或其他主要使用手指的操作 11. 触觉（Feeling）：用皮肤感知大小、形状、温度等特性 12. 说话（Talking）＊：通过语言表达或交换想法

续表

13. 听（Hearing）＊：通过耳朵感知声音的特性
14. 尝/嗅（Tasting/Smelling）＊：用舌头和/或鼻辨别味道或气味
15. 近视力（Near acuity）＊：20英寸（约51厘米）以下的视觉清晰度
16. 远视力（Far acuity）＊：20英尺（约6.1米）以上的视觉清晰度
17. 空间感觉（Depth perception）＊：判断距离和空间关系的能力
18. 视力调节（Visual accommodation）＊：调节晶状体聚焦物体
19. 色觉（Color vision）＊：识别和区分颜色的能力
20. 视野（Field of vision）＊：目光固定于某一点时可看到的上下和左右的范围

＊以间接的或非正式的方式进行评定。如果明显有问题，则需要转介给专科医生做进一步评定。

典型的身体功能测评工具是 BTE 工作模拟系统。该系统可模拟大多数工作任务和动作，测试案主的功能性关节活动度、肌力、工作耐力、手指手腕灵巧度、协调性，以及等长、等张、等速、持续被动运动（CPM）能力。除此之外，BTE 工作模拟系统还可作为工作模拟训练工具使用。

对案主进行身体功能检查之后，尚不能明确而需要进一步详细了解的功能，可转介给专科医生进行检查。这些功能包括专科性较强的残存视力、视野、言语、听力等。专科医生应提供案主的诊断和严重程度、是否需要进一步治疗，是否达到了最大的医学改善等意见。此外还需要提供有关案主工作能力的建议，如允许做哪些活动，工作还有哪些限制；需要哪些必要的药物和保健措施才能维持最大的功能；如果未采取预防性保健措施，可能会发生哪些并发症；案主的身体状况是稳定的还是进行性的，如果是进行性的，还有哪些功能可能会受累；需要注意哪些问题才能维持健康，等等。

专科医生的建议还应涉及工作和生活辅助器具的配置（如手杖/拐杖、支具、轮椅、助听器）、外出交通的可能性、大小便的特殊需要、工作时的特殊需要，以及工作活动的体能耐力情况、对工作环境的特殊要求（如温度、湿度、照明、噪音限定、过敏物质等）。有了上述建议，职业康复专业人员就可以根据医生的建议制定一个不会导致案主健康受到损害的职业康复计划。

二、心理功能评定

虽然心理评定是职业评定的一部分，但不是所有案主都要做心理测试。在面谈或其他职业评定过程中也可获取很多有关案主心理方面的资料，例如观察案主的口头表达能力、一般的心理状态，对残疾及其影响的感受等。心理评定范围的决定权在于专业人员。决定对案主进行心理评定的原因，包括促进案主的自我了解，专业人员对案主的了解，更好地了解案主残疾后（如脑外伤后）的心理功能和潜能。

职业评定者也可以自主地执行某些标准化的心理测试。除了智力障碍、学习障碍、情绪困扰状态等情况需要正式的心理评定外，心理评定结果还有助于确定案主是否存在对未来职业抱有不切实际的期待，提示职业康复服务需要对案主作出调整。用标准化纸笔测量工具评定案主时，专业人员可能需要采取一些办法来减少案主的焦虑，比如向案主说明，这个测试是一个很好的描述自己的方式，以及询问案主对评定测试有何疑问，并予以解答。

（一）智力测验

智力（Intelligence）指人认识、理解客观事物并运用知识、经验解决问题的能力，包括记忆、观察、想象、思考、判断等。智力测验提供了一种评价个人一般能力的有效手段，能够反映一个人相对于同龄人的一般学习能力。智力测验的结果可以预测个人学习成绩，以及在一定程度上预测毕业后的成就指标，如就业和工资收入的能力。因此，专业人员将其作为制订职业康复计划的重要依据。我国最常用的智力测验是韦氏成人智力量表中文修订版（WAIS-RC）。

WAIS-RC 分为言语量表和操作量表两部分。言语量表有 6 个分测验——常识、领悟力、算术、相似性、数字广度、词汇。言语智商（VIQ）可以反映个人的运用推理和解决问题的口头表达能力，学习语言材料的能力。操作量表有 5 个分测验——数字符号、图画填充、木块图、图片排列、图形拼凑。操作智商（PIQ）可以反映个人的整合能力、有关运动反应的能力、在具体情况下的工作能力、快速的工作能力和视觉空间信息的评判能力。两个量表合称为全量表，两个智商之和为全智商（FIQ）。脑损伤或其他损害可对言语能力及操作能力产生不同影响，所以，在康复过程中常分别作评价。

1. 常识测验

由 29 项常识问题构成，包括历史、天文、地理、文学和自然等内容。主要测量知识广度和远事记忆。

2. 领悟力测验

由 14 项有关社会价值观、社会习俗、社会规范及某些社会现象的问题组成。主要测量社会适应能力、社会成熟度以及对社会伦理道德的判断能力。

3. 算术测验

由 14 项有关加减乘除的心算题组成。主要测量数的概念、心算能力、注意集中、工作记忆和解决问题的能力。

4. 相似性测验

由 13 对表示物、方向或行为的词组成，要求找出两者的共性。主要测量抽象、概括能力。

5. 数字广度测验

分顺背和倒背两式，顺背有 10 个数字串，倒背 9 个数字串。主要测量即刻记忆力或短时记忆力、注意力，倒背还可测量工作记忆力。

6. 词汇测验

由 40 个双字词组成，要求解释词义。主要测量语义提取能力、语言表达能力、长时记忆。

7. 数字符号测验

要求给数字（1~9）配上相应的符号，共 90 项，主要测量学习新联想的能力、视觉运动协调、精细运动、持久能力和操作速度。

8. 图画填充测验

由 21 幅有缺失的图画构成，要求找出缺的部分。主要测量视觉辨认能力、对物体要素的认知能力、扫视后迅速抓住缺点的能力。

9. 木块图测验

用两色立方体木块复制平面图案，共10项，主要测量理解空间关系、视觉分析综合能力、空间建构能力。

10. 图片排列测验

调整散乱的图片，使之成为有意义的故事，共8项。主要测量逻辑联想、生活常识、思维灵活性。

11. 图形拼凑

将物体碎片复原，共4项。主要测量想象力、抓住事物线索的能力、手眼协调能力。

WAIS-RC用于16岁以上的成年人，16岁以下的儿童适用韦氏儿童智力检测表中文版（C-WISC）。描述WAIS的结果时，最好用广义的词（如"平均数"，"低于平均数"或"高于平均数"），或者用百分位级描述（如智商115相当第85百分位级，智商135约为第98百分位级，智商85则接近第15百分位级），避免用有价值含义的词（如"低于正常"、"临界迟钝"、"优秀"及"天才"）。在与案主讨论行为时通常使用百分位级，因为它是所有能力测验中最明确、最不带偏见的指标。

对于有听力语言障碍的案主，可选用瑞文推理测验评定智力水平。瑞文推理测验由60题组成，分为5组，题目由易到难，分别对直觉辨别力、图形的比较、组合、系列关系、图形套合、互换等能力做出测试。每题答对得1分，共60分，按得分换算成百分位级得分即可。

（二）职业能力倾向测验

能力倾向（Aptitude），又叫性向，是指经过适当训练或被置于适当的环境下完成某项任务的可能性。职业能力倾向是指经过适当学习或训练后在一定条件下，能完成某种职业活动的可能性或潜力。能力倾向代表一个人能学会做什么，以及一个人获得新的知识和技能的潜力如何，而不是当时就已经具备的能力。具有不同能力倾向的人，其适合的工作是不同的，不同的职业对能力倾向的具体要求也有所不同。

能力倾向可分为普通能力与特殊能力。普通能力包括语文理解、数学推理、空间关系的认知、联想与记忆等，特殊能力包括机械能力倾向、美术或音乐能力倾向。能力倾向的测验可以选用单项能力倾向测验法，也可采用多项测验法。有些情况下，面谈完成后职业康复指导的重点就集中到一两个职业选择上，这时就要选择一个相关的单项能力倾向测验。而多项能力倾向测验法主要用于综合性或早期的职业评定，往往需要了解案主各种潜在的能力范围。多项能力倾向测验法的主要优点是能够参考常模分数来确定案主的具体优势和短处。

职业康复过程中最常用的能力倾向测验之一是通用能力倾向测验（General Aptitude Test Battery，GATB），它能够测试9个与职业训练和工作表现有重要关系的职业能力倾向。GATB已被普遍认为是预测工作绩效最重要的成套测验。

1. 智能（G）

理解指令和基本原理的能力，包括推理、解决问题和做出判断的能力，与在学校学习的成绩密切相关。

2. 言语能力（V）

理解文字意义并能有效应用的才能，包括领会语言，理解字词之间的关系，并理解整句及段落意思的才能，也包括表达信息和自己想法的能力。

3. 数理能力（N）

迅速而准确地进行计算的同时，能进行推理，解决应用问题的能力。

4. 书写知觉（Q）

表现在处理文字和表格有关细节方面，包括看出抄写的差异，正确校对文字和数字，避免运算错误的能力。

5. 空间判断能力（S）

能用思维想象几何图形，并能理解三维物体的二维表示，能够识别物体的空间运动关系。

6. 形状知觉（P）

辨认物体、图片或图表有关细节的能力，包括用视力去比较、辨别形状和图形，以及线条的宽度与长度上的细微差别的能力。

7. 运动协调（K）

迅速无误地协调眼、手及手指进行精确动作的能力，也是准确而敏捷地做出动作反应的能力。

8. 手指灵巧度（F）

运用手指快速而准确地操作小物体的能力。

9. 手腕灵巧度（M）

轻松而灵巧地运用手的能力，包括用手及手腕做放置和旋转动作的能力。

GATB 记分采用标准分数，各能力因素的原始分数转换为标准分数后便可绘制个人能力倾向剖面图，并与职业能力倾向类型相对照，就可以从测验结果中知道能够充分发挥案主能力特性的职业活动领域。

（三）成就测验

成就测验（Achievement test）用来测量已获得的知识与技能程度。与能力倾向测验相比，成就测验较偏重评定学习过的经验，而前者偏重评定获取知识或技能的个人潜力。此外，成就测验的取样仅限于特定的学校经验，亦就是以学校的教学内容为主；能力倾向测验的取样范围较广泛，包括学校内的经验和学校外的经验。从功能上看，成就测验也不同于智力、能力倾向测验。成就测验一般在被试接受一些教育或训练后进行，主要评定所获得的学习成果。后者的主要功能是预测一个人在未来的教育、训练或工作经验中可能的表现，它们的使用是在教育或训练程序以前，用以反映被试是否有接受某种课程或专业技能训练的能力。在测验的技术品质上，成就测验要注重内容效度，而能力倾向测验则必须有较高的预测效度，否则就失去其基本价值。

成就测验经常用来作为选拔人才的工具，例如各种升学考试、招工考试等，也可用来确定一个人是否达到了从事某项活动所需要的最低熟练水平。专业人员一般对评定案主的语文、数学技能方面的成就非常感兴趣。语文成就主要测量阅读和书写技能，而数学成就则测量计数、数字符号阅读、数字书写和演算技能。

（四）职业兴趣测验

兴趣（Interest）是指建立在需要基础上，带有积极情绪色彩的认知和活动倾向，是个人力求认识、掌握某事物，并经常参与该活动的心理倾向。兴趣是人们活动的重要动力之一，是活动成功的重要条件。兴趣的发展一般经历有趣、乐趣、志趣三阶段。对于职业活动，往往从有趣的选择，逐渐产生工作乐趣，进而与奋斗目标和工作志向相结合，发展成为志趣，表现出方向性和意志性的特点，使人坚定地追求某种职业，并为之尽心尽力。

职业兴趣是一个人探究某种职业或从事某种职业活动所表现出来的特殊个性倾向，它使个人对某种职业给予优先的注意，并具有向往的情感。职业兴趣的意义主要在于职业选择，它也关系到一个人在工作中的任职年限。拥有职业兴趣将增加个人的工作满意度、职业稳定性和职业成就感。凡是与其职业兴趣相符的工作，人们往往愿意进取，并尽可能长久地干下去，而与其兴趣不符的工作，他们则往往选择离开，也就是说兴趣有满足长期职业行为的作用。因而，在准确评定兴趣指导下的职业计划，就可以帮助残疾者作出既保持职业稳定又自我满意的抉择。

测量职业兴趣可帮助案主确定容易带给其更大满意度的工作类型。虽然案主的能力倾向、能力和工作技能要求相互匹配对预测案主工作满意度很重要，但单独这些信息对职业康复计划往往是不够的，也必须考虑案主的职业兴趣与工作匹配。专业人员应帮助案主与非残疾者一样有机会实现他们的志趣。

大多数人能够说出他们的具体兴趣，因此在面谈过程中专业人员常会要求案主描述自己的兴趣。但是，自我表述的兴趣会因信息有限或不确切以及社会和职业的现实要求而失真，因而不能成为工作满意度的准确指标和职业选择的可靠基础。专业人员往往更注意标准化的兴趣测验方法，这些方法可修正上述的影响，增加其可靠性。

兴趣量表的主要功能是促进案主的职业自我探索。对职业兴趣的测量务必细致，许多兴趣测验把详细的兴趣与职业活动和环境的信息联系起来，使案主有机会选择感兴趣的职业。大多数职业兴趣量表是建立在 Holland 的职业人格类型理论上的。Holland 认为人的人格类型、兴趣与职业密切相关，兴趣是人们活动的巨大动力，职业兴趣与人格之间存在很高的相关性。Holland 认为可分为现实型、研究型、艺术型、社会型、企业型和常规型六种类型。

现实型的人偏爱与事务（物体、工具和机器）一起工作，而较不喜欢与人工作或是想主意。他们比较适应现在而非过去或未来，他们通常具有机械或科技能力，喜欢在实际的、有组织的场所工作。现实型的人喜欢从事农业、技术以及工程等相关的工作。

研究型的人属于分析型的，喜欢动脑更胜于动手，是抽象思考者。他们会陶醉于实验中，他们的思考多半是理性并具原创性的，他们对科学、数学、医学以及科技领域感兴趣。

艺术型的人属知觉型、有创意的自由爱好者。他们做事依靠直觉和想象，想的通常是唯美的，而不是实际或具体的，他们喜欢没有结构的环境。艺术型的人会被表演、视觉艺术或其他创造性的工作所吸引。

社会型的人属群居或社交型。他们喜欢跟人在一起，对人感兴趣，也喜欢帮助别人，通常他们有很高的口语能力，并且享受教学、社会工作、咨询以及其他助人的专业。

管理型的人具说服力、果断而外向，他们喜欢掌控，多数扮演领导者的角色。管理型的人喜欢从事营销、政治和商业管理的工作。

常规型的人比较讲求实际，整齐并很有条理。这类型的人喜欢有结构、有规则的环境，是很好的会计、商业和文书人才。

虽然每个人会有个人主要的人格类型，但很少有人仅呈现单一的人格类型，多数人会有两至三种的人格特质。通过 Holland 职业兴趣测评，可以得到六个不同的分数，分别代表六个类型的强度，取得分最高的前三个类型作为 Holland 代码。例如，一位案主测得分数最高的三个类型依次是艺术性（A）、研究型（I）和社会型（S），则他的 Holland 代码就是 AIS。根据该职业类型代码查询职业对照表（见附录），找到相应的职业，AIS 代码相应的职业包括画家、剧作家、编辑、评论家、时装艺术师、新闻摄影师、演员、文学作者等。也可以参考 ASI、IAS、ISA、SAI、SIA，查找相应的职业。

（五）人格测验

人格（Personality），也称个性，是指一个人在社会化过程中形成和发展的思想、情感及行为的特有统合模式，这个模式包括了个体独具的、有别于他人的、稳定而统一的各种特质或特点的总体。它是一个人能否施展才能，有效完成工作的基础，某人的人格缺陷会使其所拥有的才能和能力大打折扣。人格没有职业性标准，与职业选择或具体职业才能等问题关系不大。但是，人格在职业康复工作中的重要性多与个人全面的效率、应变技能和行为形式有关，评定应变技能和品行，常有助于职业康复工作。职业评定的人格测验可确定那些影响个人适应特定的工作要求和环境能力的个性特长或缺陷。

人格测验是针对人格特点的标准化测量工具，它根据人格理论，从特定的几个方面对测试者的人格特征进行考察。大多数人格测验是为精神疾病领域而设计的，用于诊断或评定不正常的行为，多强调人格的病理方面，因此在职业评定过程中应慎重对待人格测验，要努力消除其潜在的消极作用。

常用人格问卷有艾森克人格问卷（EPQ）、明尼苏达多项人格测验（MMPI）和卡特尔 16 因素人格测验（16PF）。

以艾森克人格问卷为例做一简要介绍。艾森克人格问卷从四个维度（即四个分量表）测量人格：N 量表（神经质）、E 量表（外向和内向）、P 量表（精神质）和 L 量表（掩饰）。各维度的典型特征表现如下：

N 量表：N 分高的人，表现为焦虑、紧张、易怒，有时又有抑郁。对各种刺激的反应都过于强烈，情绪激发后难以控制和平静下来。N 分低的人，倾向于情绪反应缓慢、弱，即使激起了情绪也很快平复下来，通常是平静而不紧张。

E 量表：E 分高的人，表现外向性格，爱交际，喜欢活动，不爱一个人静下来阅读和做研究，渴望兴奋和冒险。E 分低的人，性格内向，安静，离群，喜欢一个人读书做事，不喜欢冒险和冲动，对日常生活有规律，很少进攻。

P 量表：P 分高的人，不关心人，倾向于独身，往往难以适应环境，感觉迟钝，对人抱敌意，容易进攻等。P 分低的人，表示容易适应环境，友好地与别人相处，关心他人。

L 量表：L 分高的人，说明受试者容易掩饰和虚假，待人接物比较成熟和老练。L 分低的人，说明淳朴，不够成熟和老练。

(六) 价值观与满意度测验

价值观 (values)，是指个体对周围的客观事物及对自己的行为结果的意义、作用、效果和重要性的总体评价和总体看法，是人们对客观事物的是非、善恶和重要性的看法和评价，其代表着个体的一系列基本的信念。职业价值观是价值观的重要组成部分，是人们对职业活动所带来的利益的社会判断取向，是人们依据自身的需要对待职业、职业行为和工作结果的比较稳定的、具有概括性和动力作用的一套信念系统。比如，有的人注重职业活动的过程本质，有的人注重职业活动的结果，有的人注重职业活动的环境等。人们的职业价值观不同，所选择的职业也有所差别。因此，职业价值观不但决定了人们的职业选择，而且决定了人们的工作态度，以及人们在工作中的需求是否能得到满足，即工作满意度。

工作适应理论提出六个方面的工作价值观：成就、安稳、地位、利他主义、安全感和自主权。价值观测验可为讨论个人问题提供重点，帮助案主更好地自我认识，以增进咨询过程中的交流，加快职业康复计划的进展。明尼苏达重要性调查表（MIQ）是测验与职业直接有关的价值观的方法之一。MIQ 列出一系列描述一个人"理想工作"短句，要求被试者将每组中的五个短句按照从"最重要"到"最不重要"进行排序，从而发现被试者的职业价值取向。MIQ 的条目涉及能力发挥、成就感、活动、独立性、收入、安全感、变化性、工作条件、晋升、权威、认可、社会地位、工作伙伴、道德价值、社会服务、单位政策、督导-人际关系、督导-技术面、创造力、责任、自主权等 21 个层面。MIQ 上的得分，显示一个人不同价值观的取向。同时，一个人的完整"需要图"可与各种不同职业组的需要图进行比较。人们认为一个人的需要图与某个具体职业组的需要图相似，可预测他"可能满意"于该职业。

个体选择的工作与他所追求的工作价值观取向是否一致，会影响其就业后的满意度，也会直接影响其就业的稳定程度。根据工作适应理论，案主就业后的工作满意度包括两方面：内在满意度和外在满意度。前者由个人的需要和工作环境的增强系统是否匹配而决定；后者则取决于个人的自身能力和工作环境所要求的能力水平之间是否匹配。明尼苏达工作满意调查表（MSQ）可用于测量就业满意度，它分为长式量表（100 个条目）和短式量表（20 条目）。每个条目都是对目前工作某一方面描述的短句，要求被试者对该方面作出从"非常满意"到"非常不满意"的评价。长式量表可测量被试者对 20 个工作方面的满意度及一般满意度。短式量表包括内在满意、外在满意和一般满意 3 个分量表。

三、工作能力评定

最具代表性的标准化工作能力评定方式是工作样本（Work Sample）。工作评定是一种具有明确目的的操作性活动，活动的内容可模拟特定职业或职业群中可用到的工具、材料以及操作步骤，从中可评定案主从事该任务活动的实际表现。工作样本仍属于标准化的评定方式，但它改变了一般纸笔测验的静态施测方式，而根据职业分类系统中某一职业或职业群工作特质或工作任务，设计的模拟工作内容，并予以标准化。传统上，工作样本与职业或职业群有直接对应的关系。

工作样本需要在相同的标准化情境下施测。测试前，案主要接受一定的练习，才能考察其经过训练后是否具备胜任某项工作的潜能。测试时，专业人员要评定案主在接近真实的工作情境中完成各项任务的速度与正确性，以了解其相对的工作能力，同时观察案主在操作过程中的学习态度、兴趣、工作习惯与社会技巧等内容。工作样本的结果通常以两个标准——时间（工作的数量或速度）和准确性（工作的质量）计分，然后将得分与常模进行比较，得出结论。工作样本除了可以用来评定潜能，也能提供职业生涯探索的机会，让案主在短时间内尝试多种职业任务，探索并找出其潜在的职业兴趣。另外，工作样本常被当成能力倾向测验来使用，评定多种职业中的能力倾向组合（例如：书写知觉和手腕灵巧度的组合）。

工作样本可分为单一特质和多重特质工作样本。这里的特质指的是个人所具有的与工作任务表现有关联的特征，如智力、手眼协调等。单一特质工作样本只评定一种工作特质，如手指灵巧度（例如克劳福德小部件灵巧测验、手腕作业检查盘）；而多重特质包含多个小型工作样本，每个工作样本可测量一种或多种工作特质，如力量、耐力、关节活动度、速度与灵巧度等。

国内文献介绍较多的工作样本是微塔法（Micro - TOWER，Testing Orientationand Evaluationin Rehabilitation 的简易版）。

表 4-3 微塔法的评定项目

作业名称	作业内容	所评定的能力
1. 拧瓶盖、装箱	给 48 个瓶拧上瓶盖并装进纸箱内	Ⅰ. 运动神经协调能力：用手和手指正确操作的能力
2. 插小金属棒和夹子	在插孔和插槽内插入小金属棒和夹子	
3. 电线连接	用剥线钳剥出电线头连在螺丝上，并用螺丝刀拧紧	
4. 看图纸	按三维法看图，记下物品尺寸	Ⅱ. 空间判断能力：正确理解判断图的能力
5. 描图	用 T 尺、三角板、圆规、按样本描图	
6. 查邮政编码	从邮编手册中查出指定地区的邮编	Ⅲ. 事务处理能力：正确处理文件、数字资料的能力
7. 库存物品的核对	将有错误的记录与正确的对照，并改正	
8. 卡片分类	将卡片按字母和数字的序列排好	
9. 分检邮件	将邮件分发到指定单位的信箱中	
10. 数钱	用心算收款和找钱	Ⅳ. 计算能力：正确处理数字及数字运算的能力
11. 算钱	根据出勤计算应得的工钱	
12. 对招聘广告的理解	看广告条文回答提问	Ⅴ. 语言能力：读、写、理解文字及语言的能力
13. 传话、留言的处理	听电话录音、记下传话	

其他工作样本还有 VCWS、JEVS、Singer 系列等。下面介绍一下 VCWS（Valpar 组合工作样本）。VCWS 属于多重特质工作样本，由 Valpar 公司于 1974 年推出，此后逐渐成为职业评定的一个标准工具。经过几十年发展，目前的 VCWS 由 23 个独立的工作样本，以及 VCWS300 系列灵巧度模块组成：

VCWS01 小型工具：评定做出准确的手指和手部动作及在狭窄空间下使用小型工具的能力。

VCWS02 区分大小：评定工作中区分尺寸大小的能力。

VCWS03 数值排序：评定能否按照数字进行排序，完成归类和存档的工作任务。

VCWS04 上肢活动范围：评定上肢关节活动和上半身工作的耐力。

VCWS05 文书理解和能力倾向：评定各种文书工作技能，如：信件处理、档案管理、回应电话、打字及记录能力。

VCWS06 独立解决问题：评定注意细节，比较和辨别不同颜色的几何图形之间差异的能力。

VCWS07 多层次排序：评定快速排序的能力，涉及颜色、数量、字母等组合的辨别能力。

VCWS08 模拟装配：评定控制和利用双上肢重复进行装配工作的能力。

VCWS09 全身活动度：评定全身关节活动度，以及躯干、手臂、手和腿等粗大运动的敏捷性和耐力。

VCWS10 三级检测能力：评定从简单到非常精确的检查和测量技能。

……

工作样本应用以来，大大推动了职业评定专业的发展，同时也引发了一些争议。下面总结了一些人们对工作样本的优缺点评价。优点包括：①接近工作实际，容易提高案主的兴趣；②通过直接测评案主的技能和兴趣，促进其自我了解；③可以观察到案主实际的工作行为；④从多方面评定案主的实际工作表现（技能、兴趣、体能、工作行为等）；⑤更多观察到案主身体在工作中的限制；⑥雇主更容易了解和接受有关工作表现的评定结果；⑦不受口语能力或阅读能力的限制。

工作样本的缺点有：①评定工具不易编制，且难以及时反映就业市场的技术进步而容易过时；②评定工具制作成本较高，且耗时过长（可能需数日）；③预测训练效果尚可，而预测实际工作表现的效度则欠佳；④工作样本评定环境与实际工作环境仍有明显差异；⑤工作样本不适用于部分有注意力困难的案主。

第三节 生态评定

传统的标准化职业评定工具是建立在非残疾者能力基础上的，没有考虑到残疾者的特殊性。特别是给中重度残疾者施测时，常常无法适用，勉强应用也可能低估案主的能力，无法反映案主的真正职业潜能，提出的建议也较为局限和保守，而容易挫伤案主的就业动机。同时，传统的职业评定注重评定案主的个人特质，而忽视个人特质与所处工作环境的互相影响，减少了残疾者获得就业和培训的机会。而且残疾者就业后，常常由于工作能力之外的环境因素导致工作适应困难，而被迫离职。因此，传统的职业评定方式无法解决许多中重度残疾案主的问题，需要从强调个人因素、环境因素及其相互影响的生态的观点来寻找解决途径。

一、生态评定的概念

根据生态系统理论，每一个人都是其赖以生存的生态环境中的一部分，环境因素会影响个人行为，个人行为也会影响环境因素。因此，残疾者在就业中所遇到的问题，不单纯源于残疾本身（如残疾类型、严重程度），而是个人系统与生态系统之间的互动失衡，这种失衡状态是由于个人的能力和需求与来自环境的期待和要求不符。过去的职业康复常常注重于案主特质的评定和个人能力的训练，忽略了人与工作环境的互动，以及环境中其他影响案主就业的因素，如工作环境的物理障碍，以及社会心理和社会经济因素的障碍。

生态评定是指在工作环境中对案主进行评定，以判定个人在该特定环境或类似环境中的工作技能、潜能和工作行为。生态评定改变了传统的评定模式，重视案主的个人特质与环境之间互动，以及影响案主工作表现的环境因素。除了以多种方式评定个人特质外，生态评定将案主目前与未来可能的工作环境也纳入评定范围，研究分析工作环境的资源、工作任务，并与个人的特质与潜能进行比对，分析案主在工作环境中的优势和限制，作为就业准备和就业安置的依据。因此，生态评定的目的不在于决定案主是否适合某项工作，而是从其优势能力出发，分析与确认工作环境中需要哪些支持，以帮助案主学会特定的工作技能以及有关的工作行为，提高其适应工作的能力与机会。

有研究表明，与生态评定相比，传统的评定方法可能会低估残疾者的能力，所提供的职业康复建议也较为局限保守。生态评定将传统的标准化测验，以及对职务和工作环境的模拟减到最少，在各种不同的情境中与案主进行面谈和观察评定，大大提升了职业评定的可靠性和康复建议的实用性。因此，生态评定被认为是评定重度残疾者职业能力的较为恰当的方法。

生态评定能够在不同情境中观察案主与他人的互动，间接对案主做出评定。生态评定的对象除了案主外，还包括案主当前或潜在的工作环境，深入探讨分析环境资源、工作任务，以及训练方案等相关因素，与案主的特质和潜能相匹配，评定两者之间的适配性，并确定环境调整的方案，以弥补环境要求和案主能力、技能和其他特性间的差距。

二、情境评定

情境评定（Situational Assessment）是指在模拟或真实的情境中，有计划地安排各种情境因素，系统地分析、评定案主在这些情境因素下的工作相关能力及行为。情境评定主要系统观察案主在可控的工作情境下的工作行为和就业潜能，从而发现需要介入处理的目标行为，提升案主的可就业性。情境评定常用于不适合标准化测验工具的案主，特别是中重度残疾的案主，以及缺乏工作动机和工作经验者。

由于工作行为是个人与所处的工作环境之间交互作用的结果，因此考察工作行为的同时也强调工作环境的影响。在情境评定中，评定者通过系统地改变各种工作情境因素，如安排不同的工作时间、任务要求、督导方式，甚至包括光线和噪音水平等，观察案主的工作表现。实施情境评定一般在模拟的工作环境中，也可以是真实的工作场所，但要对环境加以控制，以便能系统地观察、记录案主在各种可能情境下的表现。

情境评定之前，评定人员必须确定要观察的工作行为，并制定一个观察的程序，通常使用系统性行为评定法和各式评定表来记录案主的工作表现。评定中所要观察的内容包括工作技能、兴趣、持续工作能力、工作习惯与态度、接受督导、与同事相处等，并对观察到的工作行为给予解释。观察的同时还要记录相关信息，作为分析评定的依据。

工作人格评定表（work personality profile，WPP）是一个全面考察工作者工作行为的观察工具，可用于情境评定。这个工具包含了 58 个条目，分属于 11 个理论维度，包括：工作角色的接受度、从教导或指正获益的能力、工作坚持性、工作容忍性、督导需要量、寻求督导员的协助、与督导员相处时自在程度、个人与督导员关系的适当程度、团队工作、与同事相处的能力、人际沟通技巧等。

进行情境评定要注意以下方面：①注意观察重点；②评定者应具有观察的敏感性；③观察的态度要客观；④注意工作行为所发生的情境因素；⑤记录要正确、用词要简易明确，避免使用主观与情绪化的字眼；⑥避免在记录时作解释或加入个人解释；⑦多借助评定量表、检核表或其他工具以帮助记录；⑧对所做的观察记录要注明日期时间，以便数据的整理；⑨听取其他观察者的意见，或请其协助检查观察记录，以避免可能的误解与偏见；⑩比较案主的前后观察记录，以分析其可能的行为类型以及特殊情况。

情境评定有以下优点：①按常规的工作时间工作，并可以预测案主与同事的关系；②观察案主完成的工作质量和数量；③可观察案主应对人际关系和工作任务的风格；④可观察案主工作中的主观能动性；⑤不会引发标准化评定方法中常见的焦虑。

虽然情境评定提供了观察案主工作行为的机会，但其评定的效度，却普遍受到质疑。原因是情境评定中模拟的环境不能提供与实际工作现场一致的人际关系和工作要求，有别于真正的工作环境，而这些差异对于观察案主的工作行为，会产生很大的影响。其缺点还包括：①难以模拟不同的工作环境，可能会限制职种的选择；②无法建立和执行严格的与工业背景一致的生产数量和质量标准；③评定过程中数据收集可能很随意，难以量化和解释；④评定中的低层次工作任务难以诱发高智力者的工作动机。

三、在职评定

在职评定（On-the-job Evaluation）是典型的生态评定方法。具体来说，就是将案主安置在工作现场，按照正常的工作时间和流程，与一般员工一起工作，提供有限的督导，系统地观察案主的工作行为等相关的特质，从而评定其重返原工作或从事新工作的能力，发现可能存在的工作障碍与工作行为表现。在职评定被认为是所有职业能力评定方式中最明确的评定方法。

在职评定与情境评定接近，但又有所不同。情境评量通常都在模拟的工作环境（也可能是实际的工作环境）下通过控制工作情境中的有关因素，以观察案主的工作行为；而在职评定一定是在实际的工作环境中，观察案主在自然的工作环境中的工作行为，及其与工作环境的互相影响。因此，在职评定比情境评定更能反映工作的真实情况。另外，情境评定通常只观察一段时间或只观察一次；而在职评定的观察时间则较长。

在职评定重点观察案主在可能适合其职业兴趣和技能的工作环境（如残疾发生前的工作环境，或是与就业目标相类似的职种和工作环境）中的性格，工作态度，职业能力倾向，工作技能和体能等各种特质，评定时限通常为 1~2 周。在职评定一般在职业评定的最后阶段，但近些年在支持性就业模式中，强调在早期进行。在支持性就业模式下，在职评定能够对案主的实际工作技能和下一步的培训需求提供有价值的建议。

在职评定过程中专业人员主要评定案主在没有任何额外培训或特殊的在职支持的情况下，个人满足生产力要求的能力。专业人员在评定过程中可观察到案主的最佳表现（能做什么，如能力倾向、工作技能和体能）和典型表现（想做什么，如兴趣、人格、价值观）。一个人在特定工作中的表现可提示其是否胜任其他类似的工作。如果案主不能有效地执行工作，就要确定案主不能满足哪些具体的工作要求。此时，专业人员就要考虑案主在工作方式上需要做哪些改进，提供何种职业培训或在职支持，以及需要配置什么辅助器具以提高工作效率等。在改进工作方式、提供培训或支持、配置工作辅具后，再次评定案主的工作表现。

在职评定一般包括以下内容：1. 工作表现，包括现有的工作技能、工作潜能和其他特殊技能；2. 工作行为，如与同事、督导的关系、出勤情况、对工作要求的反应等；3. 工作耐力和体能情况；4. 对环境的忍受程度（如对尘埃、异味、温度、湿度）。与情境评定一样，在职评定也要使用系统性行为评定法和各式评定表。表 4-3 就是一个在职评定的例子。

表 4-3　服务使用者工作行为表现评定

单　位：		评定时间：		至		
姓　名：						
*评分时，请参阅评定表现评分说明。						
1. 工作态度		5	4	3	2	1
1.1 稳定出席		☐	☐	☐	☐	☐
1.2 守时		☐	☐	☐	☐	☐
1.3 集中精神工作		☐	☐	☐	☐	☐
1.4 工作主动性		☐	☐	☐	☐	☐
1.5 在工作上遇到困难主动寻求协助		☐	☐	☐	☐	☐
1.6 克服工作上的困难		☐	☐	☐	☐	☐
2. 工作能力		5	4	3	2	1
2.1 生产量		☐	☐	☐	☐	☐
2.2 工作速度		☐	☐	☐	☐	☐
2.3 工作质量合乎要求		☐	☐	☐	☐	☐
2.4 能明白工作上的指示		☐	☐	☐	☐	☐
2.5 体能耐力		☐	☐	☐	☐	☐
3. 情绪方面		5	4	3	2	1
3.1 控制脾气		☐	☐	☐	☐	☐
3.2 能保持平和情绪		☐	☐	☐	☐	☐
4. 社交技巧及自我照顾		5	4	3	2	1
4.1 乐意接受劝告并加以改善		☐	☐	☐	☐	☐
4.2 沟通能力		☐	☐	☐	☐	☐
4.3 与人合作		☐	☐	☐	☐	☐
4.4 能与同事融洽相处		☐	☐	☐	☐	☐
4.5 能保持令人满意的个人卫生及仪容		☐	☐	☐	☐	☐
5. 评定者观察及评语：						
填表人：			填表日期：			

服务使用者工作行为表现评定表——评分说明

1.1	稳定出席＊出席率（所有病假及事假均属缺席）
5	出席率达90％以上
4	出席率81％～90％
3	出席率71％～80％
2	出席率61％～70％
1	出席率60％或以下
1.2	守时（包括按时上下班、休息、午餐或晚餐后按时返回工作岗位）
5	每月迟到或早退一次或以下
4	每月迟到或早退二次至三次
3	每月迟到或早退四次至六次
2	每月迟到或早退七次至十次
1	每月迟到或早退十次以上
1.3	集中精神工作
5	经常（90％以上时间）能集中精神地工作
4	大部分时间（70％～90％）能集中精神地工作，另需额外休息或花时间在不必要的事情上
3	51％～70％时间能集中精神地工作，其余时间花在不必要的事情上或额外休息
2	31％～50％时间能集中精神地工作，常需额外休息或花时间在不必要的事情上
1	30％或以下时间能集中精神地工作
1.4	工作主动性
5	经常在完成指派工作后，会主动地要求新工作或自行安排有关工作
4	有时能在完成指派工作后，会主动地要求新工作
3	不需特别提醒能主动完成指派工作
2	大部分时间需在较多监督或鼓励下工作
1	不能独立工作，经常需要特别监督或鼓励
1.5	在工作上遇到困难主动寻求协助，或在不明地方要求进一步指示
5	经常（90％以上的情况）能做到
4	通常（70％～90％的情况）能做到
3	有时（51％～70％的情况）能做到
2	少有（30％～50％的情况）能做到
1	甚少（30％以下的情况）能做到
1.6	能克服工作上的困难
5	经常尽力克服工作上的困难
4	通常会尝试克服工作上的困难，或在鼓励下会尝试克服工作上的困难
3	大部分情况下，在鼓励下会尝试克服工作上的困难

续表

2	大部分情况下,不愿意尝试克服工作上的困难
1	经常不愿尝试克服工作上的困难
(*以下的一般工作者是指社会上的工作者)	
2.1	生产量
5	生产量达*一般工作者水平90%以上
4	生产量达一般工作者水平71%~90%
3	生产量达一般工作者水平51%~70%
2	生产量达一般工作者水平31%~50%
1	生产量达一般工作者水平30%或以下
2.2	工作速度
5	工作速度能达一般工作者速度90%以上
4	工作速度能达一般工作者速度71%~90%
3	工作速度能达一般工作者速度51%~70%
2	工作速度能达一般工作者速度31%~50%
1	工作速度能达一般工作者速度30%或以下
2.3	工作质量合乎要求
5	工作质量经常(90%以上)能合乎要求
4	工作质量通常(81%~90%)能合乎要求
3	工作质量一般(71%~80%)能合乎要求
2	61%~70%工作质量合乎要求或一般工作质量较要求略低
1	60%或以下工作质量合乎要求或一般工作质量较要求偏低
2.4	明白指示能力
5	能迅速明白一般指示,并能理解较复杂的指示。
4	能明白一般指示,但对较复杂的指示有时需要重复提醒。
3	能明白一般指示,有时需要重复提醒。
2	经重复提醒后,才能明白大部分指示。
1	经常在重复提醒后,仍只能明白少部分指示。
2.5	体能耐力
5	能长时间应付体力劳动的工作(如每日4~5小时搬运10~25磅货物)
4	能应付短时间少量体力劳动的工作(如每日2~3小时搬运10磅以下货物)
3	有时能协助少量体力劳动的工作(如搬运轻巧货物)
2	只能应付轻巧或安坐工作
1	负责轻巧或安坐工作,仍经常感到疲乏
3.1	控制脾气
5	能用适当有效的方法去处理不合理批评或挑衅

续表

	4	采取不理会或忍受的态度去处理不合理批评或挑衅
	3	用不雅/消极语言或态度去回应不合理批评或挑衅
	2	用粗暴行为去应付不合理批评或挑衅
	1	在没有挑衅情况下，有粗言及粗暴行为
3.2		能保持平和情绪
	5	经常能保持平和情绪以维持良好工作表现
	4	情绪甚少（约每月一次）不稳定，并能保持一般工作水平
	3	情绪有时（约每星期一次）不稳定，但工作表现仍可接受
	2	情绪较多（约每日一次）不稳定，并使工作表现有失水平
	1	情绪经常（约每日数次）不稳定，并严重影响工作表现
4.1		乐意接受劝告并作出改善
	5	经常乐意接受劝告，并积极作出改善
	4	通常愿意听取劝告，在提醒后作出改善
	3	接受劝告，但通常需较多提醒后方有改善
	2	通常不听取劝告，无实际改善行动
	1	通常对劝告作出反驳或经劝告后表现更差
4.2		沟通能力
	5	经常能有效地与人沟通，能清楚表达自己的意见、感受及需要，能适当地回应别人的说话（包括声音清晰及说话清楚）
	4	适当回应别人的说话，能表达自己的意见、感受及需要，有时需要对方澄清
	3	表达自己的意思、感受及需要有一定困难，经常需要对方澄清
	2	不能清楚表达自己的意见，感受及需要，别人难明白其意思（如说话含糊，咬字不清）
	1	默不作声/词不达意/语无伦次
4.3		与人合作（能与人分工合作，集体完成工作）
	5	经常（90%以上的情况）能做到
	4	通常（70%~90%的情况）能做到
	3	有时（51%~70%的情况）能做到
	2	较少（30%~50%的情况）能做到
	1	甚少（30%以下的情况）能做到
4.4		能与工友融洽地相处
	5	经常能与工友融洽相处
	4	能与大部分工友友善相处
	3	很被动地与工友交往，只在接触时有简短的回应

2	有时与其他工友有摩擦，不易为部分工友所接受
1	经常与别人争执，很难为别人所接受
4.5	能保持令人满意的个人卫生及仪表（面部及皮肤清洁、头发清洁整齐、衣服整洁、指甲清洁等）
5	经常能保持令人满意的个人卫生及仪表
4	通常能保持令人满意的个人卫生及衣着，可存在一、两处可改善者
3	个人卫生及衣着尚可接受，有两三处可改善者
2	个人卫生及衣着不大整洁，有多处须改善者，不易为人所接受
1	经常个人卫生欠佳或衣着不整洁，难为别人所接受

在职评定有如下几个优点：①案主在真实自然的工作环境下工作，使评定者观察到案主对环境的反应，以及对环境对案主的反应，提高了就业预测的准确性；②提供个人自我表现的机会，按时汇报工作，并响应督导；③现场督导员可以补充评定者对个人就业前景的判断；④节约了评定的设备成本支出；⑤工作督导的积极建议有助于将案主安置到有类似职位的用人单位。

缺点包括：①社区内很少有在职评定的机会；②工作场所中的督导可能不愿花时间评定，甚至可能把案主当做廉价的帮手；③评定工作表现的标准化程序可能没有实用性；④不成熟的在职评定可能加剧人对社区工作的恐惧和焦虑；⑤非常耗时。

四、工作环境的评定

（一）工作及环境特点

1. 用人单位的一般资料包括用人单位的规模、经营状况、人员状况、收入水平，是否聘用过残疾者，对残疾者就业的态度等。

2. 工作要求

（1）工作任务：工作职务的描述、特定的任务活动内容。

（2）工具和技术：工作中使用的机器、设备、工具、软件和信息技术。

（3）工作要求：工作时间、产量与质量标准、工作流程等。

3. 工作环境

（1）工作空间：大小、内部设备、色调、采光、通风、噪音、温度、湿度。

（2）工作环境无障碍：大门、走廊、电梯、办公室、座位、卫生间等。

（3）人文环境：人员数量、年龄结构、教育程度、雇主和工作人员对残疾者的态度、生活习惯（饮食、穿着）、行为、交往方式（礼节）、语言、价值观等。

（4）交通的便利性：交通工具、行动辅具、公共无障碍设施。

（5）工作所提供的工资与福利。

（二）工作对工作者的要求

1. 生理能力提举、攀爬、弯腰、蹲伏、爬行、伸手、跑步、走路、站、坐、转身、拉、推、平衡、视力、听力等。

2. 认知能力短期记忆、长期记忆、抽象推理、组织归纳、决策能力、数字计算、图文辨识、空间概念、创造性等。
3. 操作能力操作手部工具、度量工具、机器、电脑、交通工具等。
4. 沟通能力读、写、说、使用电话、听从指令等。
5. 社会行为可靠、准时、外表整洁、接受督导、压力处理、反应敏捷、注意安全等。
6. 职业技能要求。
7. 学历和职业资格要求。
8. 工作经验。

（三）就业市场的动态评定

了解就业市场的动态和职业前景，以及整个社会经济文化环境因素对职业发展趋势的影响。专业人员应参考相关资料，协助案主掌握社会发展趋势做好职业规划。

五、个人与工作环境匹配

经过对个人与潜在工作环境的评定后，就着手比对个人评定结果和工作环境的评定结果，分析个人与工作间的匹配程度，以及个人所需的训练、支持和调整等。

（一）案主与工作的匹配

专业人员可根据工作环境要求与对案主个人评定的结果，评定两者匹配的程度。如果案主的能力能满足工作要求，即可进入就业安置阶段。如果暂时不能满足工作要求，但通过训练、支持或工作调整使案主的能力符合要求，则案主不应被排除在工作之外。

（二）分析工作要求与个人能力之间的差异

分析案主和潜在工作之间的差异，如物理环境的障碍、个人工作态度和习惯、工作技能、工作流程等。

（三）提出解决办法

以生态的观点，从案主本身、工作环境以及两者间的相互关系着手，找出消除案主和工作要求之间差距的方法。具体的支持策略，包括加强工作适应性训练、职业技能培训、改善工作环境、加强督导、调整工作内容、改良工作流程等，使案主与工作环境间的差异减到最小，促进案主实现就业目标。

从历史上看，生态评定是从特质-因素理论衍生而来，它同时考虑个人特质和环境因素，强调二者的匹配。通过评定这些特性和因素的匹配性，并根据评定所得的信息，决定一个人可能成功安置所需的调适措施。这个评定模式赋予案主充分的权利，使他们从各自的经验中寻求意义，协助他们对于自己的选择与需求有更深入的洞察，从而使案主对于他们所做的决定负责，并找回对生活的主导权。

第四节 职业评定报告

职业评定完成后，应以有效全面的评定报告作为结束。

一、评定结果整理与分析

评定结束后,应按照评定的顺序将结果进行汇总整理。整理之后,更重要的是要对评定结果作出正确的解读、合理的解释,发掘评定结果背后的信息,还原案主的真实全貌。并以此对下一步职业康复提出建议,供案主和为案主提供服务的专业人员参考,作为制订适合案主的职业康复计划的依据。

专业人员在分析评定结果时,不仅要分析案主的信息,还要结合分析案主所处的环境因素进行分析,包括环境中的障碍,案主可用的资源。还应注意评定结果是否能够与前期案主的基本资料相互印证,出现任何不一致的地方就需要进一步通过面谈或评定进行探究。对评定结果的解释必须谨慎。

结果分析应以案主的优势、限制和喜好进行组织。优势包括案主的特长,他所处的环境中有哪些有助于达成康复目标的因素;限制则代表与残疾有关的特质;偏好代表案主的兴趣和需求。从这三方面进行组织评定结果,有助于职业康复计划的制订和实施。

分析案主个人的优势与限制后,专业人员要据此假设可能适合案主的工作环境。这个过程务必谨慎,因为这个假设是根据评定结果作出的,如果评定结果有偏差,则可能误导案主的职业计划,导致无法实现职业目标。因此,当新的信息与假设不一致时,就要对其加以验证,并修正假设。

根据评定结果分析,提出与案主目标一致的工作环境,预测案主在该环境中的障碍和限制,并提出若干个解决这些障碍和限制的介入策略。预测实施介入策略后,案主在潜在的工作环境中的可能表现,判断能否达到就业目标,同时考虑各个策略的实际成本,包括资金、时间和精力等。

二、职业评定报告

职业评定报告的内容:

1. 案主的基本资料。包括姓名、年龄、住址、社会生活史、教育背景、工作史、残疾状况、家庭成员情况。

2. 职业评定的目的。欲通过职业评定帮助专业人员了解有关案主的优势和限制。

3. 评定结果摘要与解释。评定报告应重点列出有关案主的身体检查、心理测试、工作行为、潜在的就业环境等评定结果,指出案主就业相关的优势和限制,以及职业潜能,并对结果作出必要的解释。此部分内容也是针对评定前的疑问作出的回答。

4. 对职业康复服务的建议。这是评定报告中最重要的部分。根据案主的职业兴趣、其自身的优势和限制,提出适合案主的潜在就业目标,并预测实现该目标所需的服务。

评定报告应以提供客观的评定结果为基础,避免掺杂评定人员的主观偏见,影响他人的判断。

(孙知寒)

思考题

1. 面谈的范围和内容包括哪些？常用的面谈技巧有什么？
2. 常见的标准化职业评定有哪些？
3. 与传统的评定方法相比，生态评定具有哪些特点？
4. 职业评定计划的内容有哪些？

参考文献：

1. Rubin SE，Roessler RT. Foundation of vocationalrehabilit ation process. 6thed. Austin，TX：PRO - ED. 2008. 287 - 335.

2. 田宝．心理康复咨询．//残疾人康复咨询教材[M]．全国残疾人康复工作办公室，中国残疾人康复协会．北京：华夏出版社，2008：72 - 96.

3. Lechner D. E. Functional Capacity Evaluation. //Phyllis M. King (Ed.)，Source book of Occupational Rehabilitation. New York：Plenum Press，1998：209 - 227.

4. Kruser，FH. 克氏康复医学[M]. 长沙：湖南科学技术出版社，1990：121 - 140.

5. 何清．职业康复概论[M]．北京：华夏出版社，1995：119 - 162.

6. 黄丽娟，职业评估．//残疾人的职业康复[M]．中国残疾人联合会，香港复康会编．香港：香港复康会世界卫生组织复康协作中心，2005：79 - 103.

7. 林幸台．身心障碍者生涯辅导与转衔服务[M]．台北：心理出版社，2007：89 - 130.

第五章 职业康复计划

学习目标
1. 掌握设定职业目标的一般过程。
2. 了解 O*NET 工作分析系统的基本构成。
3. 熟悉职业目标分析的主要内容。
4. 熟悉职业康复计划书的内容。

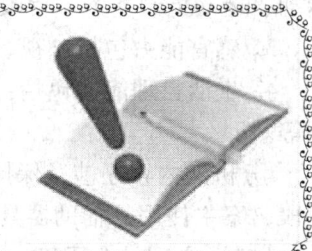

康复专业人员在评定阶段收集了案主所有必要的信息之后,就进入了下一阶段——计划。制订职业康复计划是职业康复过程中非常重要的一步,因为康复计划是否完备直接关系到职业康复服务的质量,也直接影响案主能否顺利实现其康复目标。

第一节 设定职业目标

职业康复计划的制订必须立足于对案主的全面了解,尊重案主的选择权,根据案主的优势与限制,制定具体可行的职业康复计划,指导其实现职业目标。根据明尼苏达工作适应理论,一个人能否长期从事一项工作,即达到工作适应,受两个因素的影响:一是工作者对工作的满意度(内在满足感),二是雇主对工作者的满意度(外在满意度)。内在满足感包括两个方面:一是工作符合工作者的需求和价值观,二是工作符合工作者的人格特质和兴趣。外在满意度则着重在个人能力与工作要求之间的匹配程度,包含工作者的一般性就业技巧,特殊性就业技巧和可安置性,看其是否能和潜在职业目标的要求相吻合。

职业康复的最终目标不仅仅是为残疾案主找到一份工作,而是帮助案主能够长期在一个工作中稳定就业,并能够有机会提升,实现人生价值。一个职业康复方案是否成功取决于案主的工作适应。因此,在设定职业康复目标之时就要从案主和工作两个方面进行考察。

一、回顾分析评定结果

制订服务计划之前,职业康复专业人员首先要阅读案主的职业评定报告,仔细分析评定结果(包括身体、心理、教育和职业等方面)。专业人员须向案主解释评定的结果,并与案主一起讨论、分析其就业相关的优势、限制及其职业潜能,参考职业评定阶段提出的康复建议,提出首选和备选的职业目标。职业评定结果的回顾和分析包括以下几方面因素：

（一）身体功能因素

回顾评定结果，分析案主的智能、运动功能、感官能力和生活自理能力。

1. 智能包括：认知能力、语言能力（含口语理解、文字理解、口语表达、书面表达）、问题解决能力、运算能力、记忆能力、感知能力、空间能力。

2. 运动功能包括：行动能力、身体力量、体能耐力、平衡协调能力、手指手腕精细运动、运动控制能力、手眼协调能力。

3. 感官能力包括：视、听、嗅觉和温、痛、触觉等。

4. 生活自理能力包括：进食、穿脱衣、盥洗、如厕、洗浴，以及接打电话、家电使用等。

分析的内容还涉及保持案主身体健康所需的药物和保健措施，提高身体功能的康复手段，案主使用的辅助器具和其他有助于提高工作能力的辅助器具和方法。

（二）心理社会因素

需要回顾的心理因素包括：案主的心理状态、对自己的残疾状况的接纳程度、社会交往能力、与周围人的关系、就业动机、职业目标是否现实、工作责任心、工作压力应对能力、与他人合作的能力、对他人的督导和建议的接受度、独立工作的能力、对挫折的承受能力、不良习惯，以及家庭成员对案主就业的支持度、有无过度保护等。

需要回顾的社会因素，主要关于案主的社会生活能力，包括上街购物、使用无障碍社区设施，办理银行、邮局、电信等相关个人业务，使用公共/私人交通工具，以及休闲娱乐等。

（三）教育职业因素

教育职业因素包括案主受义务教育和专业教育的经历、年限，职业技能训练经历，所具备的专业知识和专业技能，职业资格证书和技术职称等级证书，所从事的工作和持续时间，所承担的工作职责，收入水平，残疾后的工作经历等。此外，还要分析案主的就业准备度，包括对自身的技能及能力的认识，职业目标的清晰程度和恰当程度，对目标职业的工作要求的认识，是否具备求职能力，案主对工作环境的适应能力，工作态度与工作行为如何，以及对工作环境的特殊要求。

在系统回顾评定结果时，不能过于关注案主不能做什么，恰恰相反，更应该关注他能做什么。关注案主具有的能力和可挖掘的潜能，在能力基础上应提供何种支持，以提高工作适应性、消除工作环境的障碍，挖掘其周围可利用的资源，包括家庭支持、社区环境等，为其实现职业目标服务。

以上这些因素应在评定阶段得到明确，专业人员须将这些因素纳入到康复计划中。

二、选择职业目标

有的案主在职业评定阶段就会明确提出自己的职业目标或职业方向；有的案主则可能对职业选择上的自我需求缺乏了解，而难以提出明确的职业目标。如果案主对职业目标还没有清晰的自我概念，就贸然提出职业选择，其职业康复结果多半是不乐观的。

选择适合的职业目标，前提是个人工作能力要满足工作环境的要求。然而，就业后工作适应的程度并不仅仅取决于个人执行工作的能力。工作适应还取决于工作任务是否与个人喜欢的各种活动和经验类型一致，涉及个人喜欢什么，并希望从工作中获得什么，也就是要澄清职业目标是否与个人能力倾向、兴趣和价值观一致。这是一个帮助案主了解自我和自我需求的过程。因此，职业康复工作人员应通过咨询帮助案主理清自我概念，了解自己的职业兴趣，重新审视和重建他们的职业目标，以及自己想从工作中得到什么。案主提出的职业目标一定有能够给他带来个人满足感的方面，或是能够施展能力，或是发挥创造力，或者能够为他人提供服务，或是有可观的收入。职业康复工作人员可以从中了解案主就业的动机和内在需求。

专业人员可通过评价结果，如 Holland 职业兴趣测评和明尼苏达重要性调查表（MIQ）的测评结果，了解案主的自我职业目标和需求。对于那些有明确职业目标的案主，这些工具也可以帮助其发现其他潜在的工作机会。

需要注意的是，职业兴趣只是案主选择职业目标的参考依据之一，切不可把它作为唯一的依据。事实上，职业兴趣提供的是一个或几个职业群，其中仍有很多的选择余地，因此需要进一步分析和了解职业目标。专业人员应结合案主的兴趣、能力与劳动力市场现有的职业种类和劳动力需求，提出案主可能取得最大成功的领域或方向，供案主选择，并鼓励其全力以赴朝着这一目标努力。专业人员要提醒案主，选择职业方向不可贪多求广，以免一事无成；同时，又不可过窄，否则会有难以找到适合自己工作的岗位的危险。

案主提出职业目标后，专业人员要根据前面的回顾和分析来初步评定案主的目标是否合适。如果案主的残疾和体能状况、个人能力明显不符合他所提出的职业目标的要求，专业人员就必须和案主深入讨论其合理性，分析其职业选择的理由，并利用职业资源找出能够满足案主能力、创造力和社会服务需求的其他职业目标作为替代方案。要指出一点，专业人员建议的任何替代方案都必须是试探性的，并且在目标设定过程中要确保提供所有可能的目标供案主选择。如果案主作出选择，且选择的职业与案主的残疾和体能状况、个人能力一致，就可以初步作为案主的职业目标（包括若干个备选目标），进行下一步调查分析。

没有工作经历与有过工作经历的案主，他们在职业选择上有很大区别。前者职业探索的机会很少，职业选择的范围也很有限，因此，激发他们的兴趣就显得很重要，而且就业前的准备阶段也相对较长。而后者倾向于选择与那些他们先前职业一致的目标，他们的兴趣和价值观对选择职业目标的影响高于残疾程度的影响。

对于发生残疾前有工作经历的、需要重返工作岗位的案主，有学者建议，根据可能提供职业康复服务的多寡和工作适应的难度，设定如下目标选择顺序：

1. 同一个单位，同一个工作；
2. 同一个单位，调整后的工作；
3. 新的单位，同一个工作；
4. 新的单位，新的工作；
5. 新的工作，需要从头培训。

重返工作岗位首选回到原单位和原工作；如果其身体残疾不能满足岗位要求，则需要对案主和工作内容做一定调整；如果调整后仍然无法适应工作需要，则要重新安排符合案主目前能力的工作内容；如案主无法回到原工作单位，则需要重新求职，但还是先考虑与原来相同的工作内容；如果实在无法胜任，就得根据案主的能力选择与原工作接近的职业；如果案主缺少相应的技能，就需要接受短期职业技能培训，重新求职或自主创业。

三、了解职业目标

职业目标的选择一方面要与能力、兴趣、价值取向一致，另一方面，案主的能力也要符合劳动力市场和工作环境的需要。从社会或用人单位来说，他们需要具有生产力的员工、能提供符合其需求的产品，符合社会规范和企业文化的员工。因此，为了案主的就业准备和就业后的工作适应，专业人员应帮助案主对目标职业的一般入门要求或日常工作要求特点有一定了解。专业人员可通过以下几种工具帮助案主探究个人选择的职业目标和/或感兴趣的职业的内容和性质。

（一）我国的职业分类大典

我国于1995年借鉴国际标准职业分类（ISCO-88）结构启动编制《中华人民共和国职业分类大典》。它将我国职业归为8个大类：

1. 国家机关、党群组织、企业、事业单位负责人；
2. 专业技术人员；
3. 办事人员和有关人员；
4. 商业、服务业人员；
5. 农、林、牧、渔、水利业生产人员；
6. 生产、运输设备操作人员及有关人员；
7. 军人；
8. 不便分类的其他从业人员。

这八大类又分为66个中类，413个小类和1838个细类（职业）。

2004年8月至2006年1月，国家先后颁布了六批新职业，每个职业分别列出职业名称和职业定义以及从事该职业的主要工作内容介绍。以下是职业信息分析师的相关内容：

职业名称：职业信息分析师

职业定义：职业信息分析师是指从事劳动保障及相关信息采集、整理、分析等工作的人员。

从事的主要工作内容：①对劳动保障及相关信息进行采集；②对劳动保障及相关信息进行整理加工；③对劳动保障及相关信息进行分析，提出工作建议乃至政策建议。

（二）美国职业名称词典

美国职业名称词典（Dictionary of Occupational Titles，DOT）于1938年出版，已进行多次修订。到1991年为止，美国的《职业名称词典》共定义了12741个不同的职业，另有17000多个相互交叉的职业名称。DOT是对每个职业都有定义的详细分类，它详细描述了每个职业的任务要求，并为其设定了一个九位编码。职业编码的特定数字代表每个工作表现的性质，这种工作活动对工作者的要求，以及对每个职业群进行的系统分组。以作业治疗师（Occupational therapist）为例（见表5.1），其职业编码为076.121-010。头三个数字表明特定的职业群，包括职业类别、亚类、职业组，"0"代表专业性、技术性和管理性职业，"07"代表医药健康领域的职业，"076"则代表治疗师职业；中间三个数字代表该职业对工作者资料、人员、事物（DPT）方面的功能要求；最后三位数字用于区分同一组职业中密切相关的各种工作。

表 5-1　美国职业名称词典（DOT）说明（以作业治疗师为例）

编　码	076.121-010	名　称	作业治疗师（医疗服务）

计划、组织、引导医院、机构和社区中的作业治疗方案，以促进智力、身体和精神方面的残疾者的发展和康复；计划的方案涉及一些活动，如手工艺制作；在功能、职前、职业、家务技能和日常生活活动方面的练习；参与感觉运动的、教育的、娱乐的以及社会的活动，以帮助患者或残疾者发展或重新获得生理或心理功能，或是适应残疾。和其他康复组成员一起商讨选择与个体需求和能力一致的活动方案，并对作业治疗和其他治疗性活动进行协调。选择适合个体身体能力、智力水平和兴趣的有益的活动，以提升个体达到最大程度的独立，为个体返回工作岗位做准备，协助功能重建，帮助其适应残疾。传授个体参与各种活动所需的技能和技术并评定个体的康复进程。为个体设计和指导提供特殊设备，以及为个体适应工作生活环境提供建议。提出日用品和设备的需求。摆出个体训练所使用的物品，并在活动结束后清理、修理工具。可能引导训练方案或参与到医学生、护士生和其他工作者的作业治疗技术和目标的训练过程中。可能计划、指导和协调作业治疗方案或担任作业治疗主管。

GOE：10.02.02STRENGTH：MGED：R5M4L5SVP：7DLU：89

职业分类系统 DOT 最初是为工业化经济社会服务的，因此强调蓝领工作。但随着经济转入信息和服务为主的时代，DOT 系统的影响逐渐减弱，也显露出许多限制，如以任务为分析单位，分析结果也难以跨工作（cross-job）应用等。对于现代社会相适应的职业信息的需求，使得新的职业信息系统 O*NET 出现，并逐步取代 DOT 系统。尽管如此，DOT 系统在今天对于我们仍有重要的参考价值。

（三）O*NET 系统

O*NET 职业信息网络（Occupational Information Network）是由美国劳工部开发出来的一种新的计算机化的职业信息数据库，又被称为 O*NET 词典。它于1998年初首次亮相，并替代1991年最后修订的职业名称词典 DOT。O*NET 系统综合了问卷法和专家访谈法等各种工作分析方法，将职业特性（如工作活动、组织情境和工作特征等）和工作者特性（如知识、技能、兴趣等）整合在一起，结合"工作导向"和"工作者导向"的工作分析，考虑到组织情境和工作情境的要求，并体现职业的特定需求。

O*NET 设计了多重指标系统（如工作行为、能力、技能、知识和工作情境等），不仅考虑职业需求和职业特征，而且还考虑到对任职者的要求和特征；更重要的是，它还考虑到整个社会情境和组织情境的影响作用。同时，该系统具有跨职位的指标描述，为描述不同的职位提供了共同语言，从而使不同职业之间的比较成为可能。O*NET 运用了分类学的方法对职位信息进行分类，使职业信息能够被广泛概括。使用者还可以根据自己的需要，选择适合自己的从一般到具体不同层次的工作描述指标。

O*NET 工作分析系统的基本构成，即内容结构模型，反映了职业特性（工作导向的）和工作者特性（工作者导向的）两大部分，它还允许职业信息能够在跨工作、部门或行业（跨职业）中应用，以及在职业或特定职业内部应用。O*NET可细分成以下六个详述工作者和职业的关键属性和特点的子系统（见图5-1）：

（1）工作者特性：影响工作者工作绩效表现的持久的个人特质，包括能力、兴趣、价值观、工作风格。

（2）工作者要求：通过体验和教育获得的与工作有关的特性。包括基本技能要求、跨职能的技能要求、一般知识、教育经历。

（3）工作经验要求：对先前工作或与之有明确联系的活动的要求，包括经验与训练，入门要求的基本技能和跨职能的技能、执照和证书等。

（4）职业要求：包括一般性/通用的工作活动、详细的工作活动、组织管理环境、工作条件。

（5）劳动市场特性：包括劳动市场信息、职业展望。

（6）职业特定信息：特定职业所需的各种要素，除了包括在工作场所可能使用的机器、设备、工具、软件和信息技术之外，还有诸如工作相关的知识、技能和任务等。

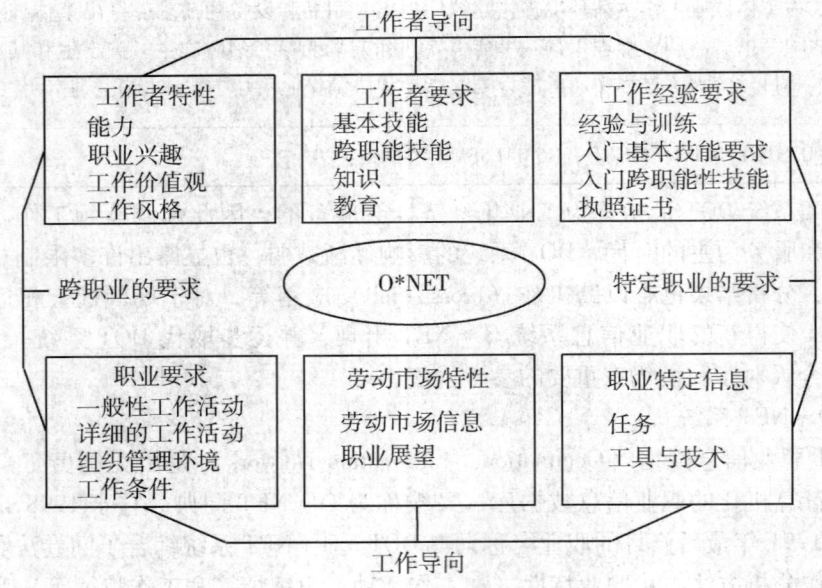

图5-1 O*NET内容结构模型

O*NET系统的内容非常详细和广泛。它为每一个职业都提供了以下职业的信息：任务、工具和技术、知识、技能、能力、工作活动、工作情景、工作背景、教育、兴趣、工作风格、工作价值观、相关职业、工资及就业趋势。通过每年在各行业进行的大范围调查，O*NET数据库可得到持续地更新，及时反映该职业要求的最新信息。无论是人们选择和调换工作，还是进行全面的职业规划，都能从中获取所需的资料。

O*NET提供了多视窗系统的职业查询方式，查询者可分别从多个不同视角进行查询，如经Holland职业兴趣量表了解自己的职业兴趣类型后，随即可通过该信息在O*NET系统中查询到属于自己兴趣类型的职业类别；也可通过能力测验、工作价值量表等结果进行查询；也可通过自己所学的知识（如行政及管理、生物学、艺术等）、技术（如基础技巧、复杂的问题解决技巧、社会技巧）和所擅长的工具与技术等条件，在系统中查询出对应的职业类别，并可通过详细的职业内容描述认识该职业的特性与条件要求等信息。

四、职业目标分析

专业人员要利用上述工具提供的和/或从其他渠道获得的职业信息，逐一分析潜在职业目标对工作者的要求。职业目标分析可帮助案主更清楚地了解日常工作环境中的需求，以此来识别和理解潜在的工作角色，从而有利于案主实现个人特质（包括技能、个人喜好）与工作要求之间的最佳匹配，从而确定个人特质与工作要求一致的职业目标。职业目标分析包括身体功能、工作能力以及心理素质和教育职业背景要求。

（一）身体功能要求

每个潜在职业目标的体能要求分析包括：

1. 工作强度和频度

（1）强度分级

1）静态工作：偶尔用最多 10 磅（4.54 公斤）的力和/或经常用很小的力举、携带、推、拉，或以其他方式移动物体，包括身体。大部分工作时间为坐位，但可能有短暂的走路或站立。

2）轻体力工作：偶尔用最多 20 磅（9.08 公斤）的力和/或经常用最多 10 磅（4.54 公斤）的力和/或持续用很小的力。即使举起很小的重量，当存在以下情况即属于轻度工作：①很大程度需要走路或站立；②多数时间要求坐位，但需要推和/或拉手臂或腿来操控；③要求工作中以生产速度不断推或拉物品。

3）中等体力工作：偶尔用 20 磅到 50 磅（9.08 公斤到 22.7 公斤）的力和/或经常用 10 磅到 25 磅（4.54 公斤到 11.35 公斤）的力和/或持续用最多 10 磅（4.54 公斤）的力。

4）重体力工作：偶尔用 50 磅到 100 磅（22.7 公斤到 45.4 公斤）的力和/或经常用 25 磅到 50 磅（11.35 公斤到 22.7 公斤）的力和/或持续用 10 磅到 20 磅（4.54 公斤到 9.08 公斤）的力。

5）极重体力工作：偶尔用超过 100 磅（45.4 公斤）的力和/或经常用超过 50 磅（22.7 公斤）的力和/或持续用超过 20 磅（9.08 公斤）的力。

（2）频度分级

1）从不：该活动或情况不存在。

2）偶尔：该活动或情况不超过 1/3 的时间。

3）经常：该活动或情况达到 1/3 到 2/3 的时间。

4）持续：该活动或情况达到或超过 2/3 的时间。

2. 工作姿势

工作姿势包括站立、走动、坐位、蹲伏、躺卧、跪等各种姿势，及其所占工作时间的百分比。

3. 躯干活动

弯腰、攀爬等涉及身体灵活度和维持身体平衡能力。

4. 上肢活动

举（提举、放下）、携带、推、拉，手指动作（摘、捏）、手部动作（抓、握、持、转）、手指灵巧度、手腕灵巧度、手眼协调性。

5. 言语能力

口语表达、口语理解、书面表达、书面理解等。

6. 感官机能

近视力、远视力、视野、颜色区分、听力、嗅觉、温痛触觉、本体感觉等。

（二）工作能力要求

美国职业名称词典（DOT）在每一个职业编码中给出该职业对工作者的功能要求（中间三个数字）。每一个数字代表该职业对工作者在资料、人和事物（DPT）方面能力要求的功能级别，其难度随着前方数字的增加而递减，详见表5-2。以作业治疗师为例，其职业编码为076.121-010，代表该职业对工作者在资料方面的功能要求为1（协调），在人员方面的功能要求为2（教导），在事物方面的功能要求为1（精密作业）。

表5-2 工作者DPT功能分级

资料（Data）	人员（People）	事物（Thing）
0 综合	0 顾问	0 安装调试
1 协调	1 谈判	1 精密作业
2 分析	2 教导	2 控制
3 收集	3 督导	3 驱动
4 计算	4 取悦	4 一般作业
5 抄录	5 说服	5 看管
6 核对	6 说话-打手势	6 供料-取料
	7 服务	7 简单处理
	8 接受指令-提供协助	

对DPT功能分级的解释如下：

1. 资料：对无形的知识信息的加工处理能力。这方面的功能分为七个等级：

0 综合：整合分析资料，以发现事实和/或发展知识、概念或自由创作。

1 协调：分析资料以确定采取行动的时间、地点、执行程序。

2 分析：检查评定资料，作出判断。

3 收集：对相关资料进行收集、整理和分类。

4 计算：进行数学运算的相关活动。

5 抄录：抄写、录入和发布数据资料。

6 核对：识别资料、人和事物的功能、结构或成分特征是否与标准相同。

2. 人员：工作中与其他人的互动关系。这方面的功能分为九个等级：

0 顾问：运用专业知识，对他人提供建议、咨询和指导，以协助其解决问题。

1 谈判：与他人交换意见、信息，以制定方案，达成共同协议或解决方法。

2 教导：通过解释、示范、监督实习等方式教学和培训他人。

3 督导：向他人说明工作程序，分配具体职责，维护好工作关系，以提高工作效率。

4 取悦：（通过舞台、电影、电视等媒介）娱乐他人。

5 说服：影响他人改变对某些物品、服务或观点的态度。

6 说话－打手势：用言语或手势与他人交流。

7 服务：关注他人的需要或要求，包括表达的或隐含的意愿，并给予回应。

8 接受指示－提供协助：接受工作指示或根据指示提供协助。

3. 事物：对于有形和实际物品的操作。这方面的功能分为八个等级：

0 安装调试：安装、调试工具和机械部件，校准机器、材料的性能。

1 精密作业：操作达到规范或精确的标准，对判断工具、材料选择和调整的要求较高。

2 控制：启动、停止、控制和调节机器或设备的进程。

3 驱动：通过驾驭来来控制机器设备的移动，并掌握其移动速度和方向。

4 一般作业：加工、移动、引导或放置物品材料，要求运动协调和手指手腕灵巧性。

5 看管：启动、停止和观察机器设备的运行，涉及调节材料控制机器。

6 供料－取料：将物料放入、倒入或移入机器设备中，或把物料从机器设备上移走。

7 简单处理：加工、搬运物品材料，对达到的标准和选择根据没有要求。

（三）心理素质和教育职业背景要求

有的职业可能对心理素质有特殊要求，如飞行员。这些职业在招聘时会通过这方面的心理测试进行选拔。每个目标职业对工作者在教育职业背景方面也会有一定的要求，包括学历、专业方向、工作经验、专业训练、职业资格证书等级标准等。

另外，可向案主介绍其他正从事同样职业的残疾人的工作状况，帮助案主了解潜在工作环境和工作任务等内容，有助于案主掌握更详细的目标职业信息，预测未来就业状况，学习实际有效的调适或适应方法，同时也能看出在特定的工作环境中其他工作者对残疾者的接受程度，以及职业发展的可能性。

五、确定职业目标

经过对案主的身体功能、社会心理、教育职业等因素的回顾和对潜在职业目标的体能、工作能力、心理素质和教育职业背景要求的分析后，专业人员接下来就要协助案主将以上资料进行汇总、比对，从而提出符合案主目前能力，且具有可行性的职业目标，供案主选择。

为了更直观地比较每个目标职业要求与案主特质的符合程度，可将案主提出的职业目标和备选目标信息列表，如表5－3。通过职业目标汇总表，即可清楚地比较出案主与目标的契合程度。如果案主特质与目标职业要求存在差距，就要考虑消除或缩小差距、实现职业目标所需的服务，如职业技能训练、辅助器具、周围环境的调整等。如果这些差距无法克服，就可以认为案主所感兴趣的职业并不适合，应考虑其他的职业目标。

表5-3 职业目标信息汇总表

	与案主特质一致的因素	与案主特质不一致的因素	需要提供的服务
职业目标1	身体功能：_____ 社会心理：_____ 教育职业：_____	身体功能：_____ 社会心理：_____ 教育职业：_____	1._____ 2._____ 3._____
职业目标2	身体功能：_____ 社会心理：_____ 教育职业：_____	身体功能：_____ 社会心理：_____ 教育职业：_____	1._____ 2._____ 3._____
职业目标3	身体功能：_____ 社会心理：_____ 教育职业：_____	身体功能：_____ 社会心理：_____ 教育职业：_____	1._____ 2._____ 3._____

选择职业目标，还要考虑案主未来的就业地点、交通方式。比如，案主未来工作出行是否有安全可靠的交通方式，是否需要配置相应的交通工具。一般来说，残疾程度重者选择就近择业或社区就业，也可以居家就业；而残疾程度轻者选择就业地点的范围可以更广一些。案主的家庭因素也是需要考虑的内容。比如，家庭成员对案主就业的看法，案主就业对其家庭生活的影响等。

接下来，应将以上搜集到的资料，由案主根据表5-4列出每个职业目标优缺点比较的清单。首先根据案主个人愿望排出职业目标的顺序，分别列出每个潜在职业目标下，案主在身体功能、社会心理、教育职业等方面的有利和不利因素，职业目标对家庭的影响，以及周围环境对达成职业目标的有利和不利因素。对每一条有利或不利因素，案主根据自己的兴趣、能力、价值观对其重要程度打分（5 = 非常重要，4 = 比较重要，3 = 一般重要，2 = 不太重要，1 = 完全不重要），有利因素记为"+"，不利因素记为"-"。然后通过计算总分，即可发现最佳的职业目标。

表 5-4　职业目标比较样表

		职业目标 1	重要性评分	职业目标 2	重要性评分	职业目标 3	重要性评分
个人	有利因素	1. "××××" 2. "××××" 3. "××××"	如 "5" 如 "5" 如 "4"	1. "××××" 2. "××××" 3. "××××"	如 "5" 如 "4" 如 "4"	1. "××××" 2. "××××" 3. "××××"	如 "5" 如 "4" 如 "4"
	不利因素	1. "××××" 2. "××××"	如 "-4" 如 "-3"	1. "××××" 2. "××××"	如 "-4" 如 "-4"	1. "××××" 2. "××××"	如 "-4" 如 "-4"
家庭	有利因素	1. "××××" 2. "××××"	如 "5" 如 "4"	1. "××××" 2. "××××"	如 "5" 如 "4"	1. "××××" 2. "××××"	如 "3" 如 "3"
	不利因素	1. "××××"	如 "-4"	1. "××××"	如 "-4"	1. "××××"	如 "-4"
周围环境	有利因素	1. "××××" 2. "××××"	如 "5" 如 "4"	1. "××××" 2. "××××"	如 "5" 如 "4"	1. "××××" 2. "××××"	如 "5" 如 "4"
	不利因素	1. "××××" 2. "××××"	如 "-5" 如 "-2"	1. "××××"	如 "-3"	1. "××××"	如 "-3"
合计			14		16		13

比如，通过表 5-4 的比较发现职业目标 2 对案主来说是最佳的，案主经过选择后，将其作为职业康复的目标。接下来的工作就是围绕这一目标，制订服务计划。

第二节　制订职业康复计划

一、职业康复计划书的制订

要顺利实现职业目标，就需要有详细的职业康复计划来指导康复服务的开展，使案主和专业人员有计划、有步骤地朝着目标努力。必须指出的是，职业康复服务计划是个性化的，每个案主的情况不同，就业目标不同，需要解决的问题也因人而异，因此服务计划必须根据每个人的不同情况具有特殊性。千篇一律、千人一面的康复计划必然无益于帮助案主实现就业目标。

制订计划首先要审视一下职业目标信息汇总表，看看目标职业对工作者的要求与案主当前能力之间是否存在差距？如果存在，具体有哪些？这些差距是否会对案主实现职业目标造成困难？需要何种服务和支持来消除这些差距？未来就业环境中，在工作方式、工作时间安排、交通便捷性、无障碍环境、周围人的态度等方面是否对案主的就业构成障碍？需要哪些措施移除这些障碍？职业康复服务的主要内容就是消除以上差距和障碍，而指导这一过程就需要制订详细的职业康复计划，明确指出服务提供的具体步骤，促进案主顺利实现职业目标。

一般来说，针对案主与工作要求差距所提供的服务和支持，包括通过医学治疗与康复手段治疗疾病、保持健康状态，提高身体功能、独立生活能力、社会交往能力，通过职业培训提高职业技能、求职技巧、工作适应能力，获取职业资格等；在消除就业环境的障碍方面，提供的服务内容包括工作调适、环境无障碍改造等。

对于没有就业障碍或障碍较少的案主，职业康复计划也许很简单明确，实施起来也许比较容易。但对于残疾程度重和就业障碍较多的案主，职业康复所提供的内容相应就比较复杂，时间也较长。这种情况下，职业康复目标能否实现取决于计划是否周密可行，而且需要将计划分解为若干个容易达到的步骤，让案主在职业康复过程中能逐步体验到成功的感觉，从而帮助他增强实现就业目标的信心、强化投入到计划中的动力。每个步骤完成以后，还要对结果进行评定，并分析存在的问题，及时对服务作出修正，保证职业目标的顺利实现。

制订计划后要写成文本，即职业康复服务计划书（表5-5），作为实施计划的依据。计划书应包括以下内容：

1. 职业目标和就业模式

明确职业康复的远期目标，即稳定就业，并且有机会提升技术和职位，以及更多的发展机会。就业模式包括竞争性就业、支持性就业、庇护性就业。

2. 实现目标还存在的问题

包括两个方面：案主和工作要求之间的差距，就业环境中的障碍。存在的问题应表达明了、易于理解，以便有针对性地提出解决办法。

3. 解决办法和阶段目标

针对若干个问题分析案主周围的社会资源，提出相应的问题解决途径和方法。按照先易后难的原则设定服务的优先次序，设定阶段目标。每个阶段目标下列出提供服务的场所、服务人员、资金来源、运用的技术方法、预期成效以及成效评定。

4. 职业康复服务提供者和案主的责任与义务

案主应了解将要接受的职业康复服务。为保证计划的顺利实施，还需要对专业人员和案主的责任与义务作出规定，以明确各自职责，约束自身的行为，按计划展开职业康复，促进职业目标的最终实现。

表5-5 职业康复计划书样式

职业康复计划书	
案主姓名：_____	
一、远期目标：_____	就业模式：_____
二、现存问题：1._____	2._____
3._____	
三、解决办法：1._____	2._____
3._____	
四、阶段目标	
阶段目标1：_____	
服务内容：_____	服务场所：_____
服务人员：_____	技术方法：_____
预期成效：_____	成效评定：_____
起止时间：_____	

续表

```
阶段目标 2：_____
  服务内容：_____        服务场所：_____
  服务人员：_____        技术方法：_____
  预期成效：_____        成效评定：_____
  起止时间：_____
阶段目标 3：_____
  服务内容：_____        服务场所：_____
  服务人员：_____        技术方法：_____
  预期成效：_____        成效评定：_____
  起止时间：_____
五、双方责任与义务约定
  提供服务方：1._____
              2._____
              3._____
  接受服务方：1._____
              2._____
              3._____

  责任人：_____（签字）
```

二、制订职业康复计划应注意的问题

（一）确保已收集到足够的信息

职业康复计划应建立在充分了解案主和特定职业的基础上。如果任何一方信息缺失，就可能导致计划全盘失败。因此，专业人员对案主的需求、优势与限制必须有深刻的认识，如果发现还有含糊的信息，可能导致无法实现职业目标，就应立即补充评定内容。明确问题，才可能找到解决办法。

（二）应充分尊重案主的意见

案主应该是职业康复过程中的积极参与者，如果案主的意愿在计划中得到充分表达，那么他们在康复过程中必然积极投入，为自己的康复计划甘心付出，并且做得更好。相反，如果在康复计划的制订过程中，案主始终处于从属地位，甚至案主的意见被忽略，必定会打消案主实施计划的主动性。因此，在制订计划过程中应让案主充分行使选择和表达权，应确保案主了解提供的服务和程序，以及他们对自己康复的责任。专业人员需要做的是对案主实现职业目标所存在的问题作出解释，并提供解决方案供案主选择，保证案主清楚每一项服务的目的和意义。必须牢记，康复专业人员并不真正康复任何人，而是帮助案主康复他们自己。

（三）应征求案主的家人意见

家庭对一个人的价值观影响往往比任何人都来得大，家人的态度和支持很容易调动或制约案主的动机和行为。如果案主及其家属都理解、接受并支持职业康复计划，案主就有更大的信心和决心实现目标，即使出现问题也容易得到家庭的支持，帮助案主解决。因此，专业人员应重视案主家人的意见，并将有益的想法纳入到计划中。

（四）应听取其他参与职业康复服务者的意见

由于职业康复过程是跨专业、跨学科的综合服务，因此需要职业康复服务的各方面专业人员参与到计划中，包括职业评定人员、医学专家、心理专家、作业治疗师、辅具设计人员、就业服务人员，甚至包括企业雇主等，他们往往能提出更有针对性的意见，促使计划更完善，更具有可行性。

（五）将案主周围可利用的资源纳入到计划中

职业康复服务需要社会各方面的资源，单纯职业康复机构往往不具备为案主提供服务的所有资源条件，因此要帮助案主发掘和利用周围的社区、单位、社会团体、政策法规等社会资源，并将其纳入案主的职业康复计划中。让案主周围的资源成为其职业康复支持系统的一部分，有利于为案主提供持续、自然的支持，促进职业目标的最终达成。

（六）远期目标和阶段目标应现实可行，且有灵活度

难以企及的目标和安排紧凑的职业康复计划会让案主感到压力过大，甚至怀疑自己，可能会降低案主职业康复的动力。因此，在目标设定和时间安排上也应留有一定余地，防止未预料的情况影响职业康复进程，使案主无法完成预期目标，而产生挫败感。

（七）熟悉劳动市场信息

专业人员除了必须了解案主及其相关资源外，还要熟悉劳动市场信息、职业训练机构和康复经费来源，从而为案主有效制订个性化的职业康复计划。

（孙知寒）

思考题

1. 设定职业目标的一般过程有哪些？
2. 重返工作岗位案主的职业目标选择顺序是什么？
3. O*NET 工作分析系统的基本构成有哪些？
4. 职业目标的体能要求分析包括哪些方面？
5. 职业对工作者功能要求的 DPT 分级有哪些？
6. 职业康复服务计划书包括哪些内容？

参考文献：

1. Riggar TF, Maki DR. 复健咨商手册[M]. 吴明宜等译. 台北：心理出版社，2008：255-269.

2. O*NET Resource Center. 2010 [2011-01-24]. The O*NET Content Model. http://www.onetcenter.org/content.html.

3. Lechner DE. Functional Capacity Evaluation.//Phyllis M. King (Ed.), Source book of Occupational Rehabilitation. New York：Plenum Press, 1998：209-227.

4. 纪佳芬. 身心障碍者职务再设计和工作改善[M]. 台北：五南图书出版社，2003：49-91.

5. Rubin SE, Roessler RT. Foundation of vocational rehabilitation process. 6thed. Austin, TX: PRO – ED. 2008. 337 – 364.

6. 林幸台. 身心障碍者生涯辅导与转衔服务[M]. 台北：心理出版社, 2007: 27 – 59.

7. Karen EW. 身心障碍者生涯咨商——给实务工作者的教战手册[M]. 王敏行, 赖淑华, 戴富娇译. 台北：心理出版社, 2009: 13 – 20.

第六章 就业准备

> **学习目标**
> 1. 了解案主的心理和社会适应。
> 2. 掌握工作适应训练的内容,熟悉工作适应训练的模式及方法。
> 3. 熟悉职业技能训练的形式。

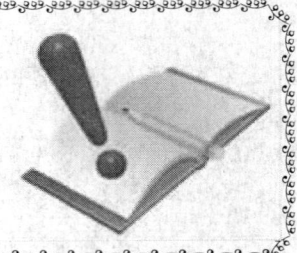

制订职业康复计划后,即进入计划实施阶段。一部分案主在就业前可能需要通过康复消除或减少残疾带来的障碍,发展工作潜能,包括身体功能、心理功能、社会适应,以及工作适应等方面的能力,以更好地适应未来的工作生活和工作环境。本章就此作一个介绍。

第一节 身心功能的准备

一、身体功能的康复

尽管大多数案主进入职业康复计划之前,都接受了一段时间的医学康复,身体功能有所提升并趋于稳定,但仍有部分案主在此之前可能没有机会接受正规的康复治疗。通过身体功能评定,可能发现他们的身体功能仍有提升的空间,甚至还存在需要治疗的疾病或并发症。因此,这部分案主在进入职业康复之前,需要通过康复治疗在身体功能方面做必要的准备。身体功能的康复主要由医院和康复机构承担。

(一) 康复治疗

康复治疗是按照小组工作(Team Work)的模式为案主提供的。康复小组由康复医师主导,小组成员还可能包括康复护士、物理治疗师、作业治疗师、言语治疗师、心理专家、假肢-矫形器技师、社会工作者等。服务内容包括药物治疗、矫正手术,配合物理治疗、作业治疗、言语治疗训练等手段,使案主的身体功能得到提升,并尽最大可能达到生活自理和独立生活能力。

(二) 康复护理

康复护理除包括一般的护理工作外,还涉及为残疾案主及其家庭提供康复指导,如皮肤护理,排尿、排便训练,以及健康教育、安全维护、心理指导等。

(三) 物理治疗

物理治疗包括水疗、电疗、热疗、光疗及运动治疗等，以重建功能、提高行动能力、减轻疼痛、预防或减少永久性身体残疾。

(四) 作业治疗

作业治疗能够帮助人们更有效地履行他们在日常生活和工作环境中的功能，从事创造性、娱乐性、教育性、职前性和生活自理性的活动。具体来说包括改善案主的感觉运动功能、日常生活能力、工作能力、认知功能、社会关系、个人习惯、时间管理、角色功能等。

(五) 言语治疗

言语治疗主要针对案主在讲话、语言、认知、沟通功能上的障碍和吞咽障碍加以训练、矫正，以改善案主的沟通能力。

(六) 假肢矫形器

这项服务主要通过假肢矫形器的设计、修改及维护，以代偿和提高残疾案主的功能。矫形器主要是利用夹板、支具支持身体，矫正身体受伤部位，防止进一步的身体结构破坏。假肢虽然不能完全取代丧失的肢体，但仍有重要的代偿功能，而且也能起到美观的作用。

(七) 文体治疗

文体治疗包括从事个人爱好、运动，以及有关休闲活动，以恢复案主的身心、社会、认知、情感功能，而有助于案主独立生活与发展职业潜能。

从传统上来说，案主接受身体功能康复往往是处于相对被动的角色，但现代康复理论强调案主的主动参与。他们在接受康复治疗的同时，也逐渐成为康复的主导者，并对自身的健康负责，通过自我照顾，养成良好的生活习惯，保持健康状态，才能更好地履行职业和生活角色。

二、心理适应

残疾案主往往自我评价过低，加上来自他人的消极态度常导致不良的自我概念。敏感、缺乏自信、自我封闭的心理状态常常影响他们的社会交往。康复专业人员首先要帮助其恢复个人的心理动力，借助提供一个支持、温暖、安全的环境和无条件的积极关注，使案主察觉自我的价值，通过一系列探索、回馈和积极强化训练，帮助案主树立正面的自我评价和自我肯定。"重要的不在于你失去了什么，而在于你拥有什么"，人不会因为没有完整的身体和功能而失去价值，重要的是要欣赏自己的价值，让自己的价值得到发挥，用理性情绪治疗挑战非理性的信念，帮助案主达成新的心理认同。

专业人员要帮助案主消除阻碍与人有效互动的心理障碍。对于先天性残疾和早年残疾的案主，由于他们普遍缺乏与外界事物接触的机会，积累的生活经验和社会阅历相对较少，其生涯探索间接受限。因此，专业人员应尽可能增加他们与多元化社会互动以及各种探索和学习的机会，促进案主自我能力和兴趣的发展，培养健全的自我价值观与人格，为迈入社会打下良好的心理基础。

对于青年和成年后致残者所采取的介入措施，则有必要从心理建设开始，加强适应和面对残疾的能力。要帮助案主通过康复过程中在生活自理和社会交往方面逐渐积累的进步，增加其掌控感。让案主先从容易的事做起，随着能力提高逐渐增加难度，并不断给予鼓励，当案主有能力应对内在的驱动力（心理愿望）、症状和环境的需要时，就有了一定的掌控感，并开始建立起自信心，提升自我效能，而增加社会参与的动力。

三、社会适应

不论是先天性残疾和早年残疾的案主，还是在青年以及成人后致残的案主，进入或重返社会的初期，都会经历非常多的困难，特别是后者。对重返社会的案主来说，残疾前的社会联系逐渐减少，有些社会角色不得不放弃。这种角色转变很难适应，但要帮助案主认识到其新的社会联系正在逐渐形成，并且鼓励案主尝试扮演一些新的社会角色。

从康复机构出院、重返家庭及社会并非意味着康复的结束，而是进入了下一个康复阶段。此时对于案主正是探索重新进入社会、与他人互动的重要时期，而案主个人可能认为这个阶段康复没有进展，而容易退缩不愿迈入社会。专业人员要向案主提供相应的社交适应训练，以缩短重返社会的时间并改善其结果。首先，应鼓励案主多接触社会，先是一些相对无威胁且可以随意离去的小型公共场所，如社区；然后进入与更多人接触、难以突然离开、冒险性大的地方，如商店、公园、娱乐场所等；最后是出席私人聚会和某些公共服务机构，如饭店、街道办事处、派出所等。此过程也可以提高案主社会生活的能力和使用公共服务设施的能力，如交通、商业服务、娱乐休闲，为进入职场打好基础。

在此过程中，应注意培养案主的社会生活能力，因为这是重返和适应社会的基础。社会生活能力首先是在生理、心理和日常生活上很少依赖他人，包括独立生活能力、自我照顾、做家务、日常生活管理、财务管理、自我决定、购物、就医、交通工具的使用、社区服务设施的使用，以及参与社区生活、实践社会角色等。社会生活能力还包括善于人际沟通、与社会互动，并利用社会支持网络和社会资源，包括家人、朋友、邻居、同事、单位领导等，以及社会团体、志愿者为自己提供支持。

第二节　工作适应训练

在残疾人职业康复实践中，常常存在重视职业技能培训而忽略工作适应的问题。这使得很大一部分案主就业一段时间后，由于对工作环境的适应不良而失业。因此，影响就业成功与否有的时候不在于残疾程度或是工作技能，而在于个人的工作态度、工作行为与社会行为是否与工作环境一致，是否为他人所接受。

工作适应训练，又被称为职前训练或就业前训练，是指通过一系列与工作有关的培训活动协助案主了解工作的意义、价值与需求，消除不适应工作情境的行为与习惯，并协助其表现出适当的工作与生活角色，达到最佳的职业发展水平的一种训练过程。工作适应训练强调不良行为的矫正，帮助案主树立正确的工作态度、工作习惯和价值观，消除案主不符合工作角色的行为，养成良好的工作习惯，以适应未来的工作生活，同时也培养案主对工作环境和社会环境的适应能力，促进案主的就业维持和职业发展。

一、工作适应训练的内容

（一）工作角色训练

工作角色训练主要为了帮助案主培养良好的工作习惯，履行工作角色所需的行为。工作行为包括：工作角色的接受度、从教导或指正中获益的能力、工作持续度、工作耐力、需要督导的量、寻求督导协助的程度、与督导维持个人关系的程度、团队合作能力、与同事相处的能力、工作取向、工作动机、工作顺从度。

适应良好的工作行为表现在遵守工作的规章制度、积极认真的工作态度、适应工作环境和工作任务、稳定的生产效率、对工作压力的承受能力，消除不合乎工作规范的行为，良好的工作耐力和自我管理能力，并能够发展学习新技能和解决问题的能力。

（二）个人适应训练

外在形象和言谈举止留给他人的印象，常常是影响个人在工作和生活环境中被他人接纳的重要因素。个人适应训练就涉及与工作有关的个人形象的维护，如保持个人卫生，适宜的行为举止、穿着和仪容仪表，使用文明用语和适度的幽默，消除不良的生活习惯和举止。

（三）社会适应训练

在工作中个人如何与他人做适当而有效的交往，往往是能否适应工作环境的重要参考指标。社会适应训练的内容主要是对他人的态度、人际交往技巧、语言表达与沟通能力、倾听与理解他人、回应他人、与人合作、接受指导的能力等。

二、工作适应训练的模式

（一）问题解决模式

所谓问题解决模式，要先确定案主的工作适应问题是什么，然后提出训练方案，以解决或改善案主的问题，使个人职业潜能得到充分发挥。这种工作适应模式，类似医学上先诊断后治疗的过程。由于案主的问题可能各不相同，因此要求提供工作适应训练服务的机构和人员具备各种各样的服务措施和技术方法，为案主提供个别化的服务。

（二）工作调适模式

这是一种运用得最为普遍的工作适应训练模式，其场所多为庇护工场。工作调适模式是通过实际的工作活动与经验帮助案主适应工作环境。因此，训练环境应类似于未来的工作环境，以促进案主工作中的行为适应能力。此外，工作调适模式的辅导人员必须熟悉工场的生产与督导技术，能够指导案主学习和模仿适当的职业角色，帮助案主有效地适应工作环境。

（三）发展模式

发展模式主张帮助案主成为一个有能力去面对问题与解决问题的人，可以承担生活与工作责任，能够决定应对问题的方法。这种工作适应训练模式要求案主首先自我思考问题所在，专业人员鼓励案主厘清问题，并愿意作出努力以改变现状，要求案主随后列出目标和行动计划，最后展开行动。此过程中，案主是解决问题的主导者，辅导人员只起协助和推动的作用，目的是培养案主自我责任、信念、价值、解决问题与维持价值感的技能，并帮助他们成长得更具有尊严。这种模式要求辅导人员具备咨询、发展心理学、沟通等方面的知识和能力。

（四）折中模式

折中模式并不支持采取固定单一的训练模式，而是根据案主的实际状况、辅导人员的知识能力，选择适合的一种或几种训练策略，其性质是博采众长，上述的问题解决模式、工作调适模式、发展模式等，都可能被采用。事实上，案主对工作适应服务的需要差异极大，这种兼容各种观点的训练模式，为许多工作适应训练的辅导人员所接受。

三、工作适应训练的技术方法

工作适应训练主要是根据案主的训练目标，运用一定的技术方法，以培养或消除某些目标行为。具体的技术方法主要包括：

（一）观察反馈

对案主在工作环境的适宜或不适宜的工作行为、态度、穿着、仪表等进行系统观察与记录。观察者不限于特定的辅导或训练人员，案主的同伴也可以对其进行观察。取得观察和记录的资料后，再反馈给案主，帮助其了解自己的工作行为表现，认识和发现问题。

（二）行为改变技术

利用增强物（表扬和奖励），鼓励案主改变工作行为。当指出案主不适宜的行为、提出改进方法后，观察到案主的改变时，要及时给予正面评价或适当奖励，鼓励和引导案主产生预期的行为改变。在运用该技术时，要注意识别对案主效果最好的增强物，善于利用这种增强物引导案主。

（三）模仿

指导案主模仿适宜的工作行为和表现。模仿实际上是一种观察学习的过程，要求案主观察被模仿者的行为，并学习他的做法。如案主产生积极性的模仿行为时，应对其予以适当的表扬，以提高案主对该行为的认同感。

（四）角色扮演

让案主在工作环境中去扮演多个工作角色，使其感受到不同工作角色的工作行为、态度，以及可能产生的不同反应。通过角色扮演，可有助于案主学会换位思考，改进人际关系与工作行为。

（五）个别咨询

由经过专业训练的人员运用心理咨询技术采用个别化的方式向有困难的案主提供帮助。专业人员通过与案主沟通，帮助其克服心理阻碍，协调个人与周围环境或他人之间的关系，促进其发挥潜能，实现自我成长。这种技术方法把案主视为社会环境中的个人，注重个人的社会化发展，调动个人及其周围的资源促进个人与周围环境之间的适应。

（六）小组咨询

由8～12个残疾案主组成的互动小组，通过讨论分享经验、共同思考、互相鼓励，依靠群体力量共同面对和解决问题，学习或改变某些态度或行为。这种技术方法有助于增进小组成员之间的相互了解与接纳，提供一种归属感，帮助个人学习参与社会，并且在个人周围形成一定的支持网络，由此带来的改变更为持久。

工作适应训练还有很多其他一些技术方法，比如录像反馈、工作简化、督导压力等。案主的工作适应问题可能需要综合运用多种训练方法，辅导人员除了需要专业知识能力外，更要有临床的实践经验，选择和应用适合的方法。

第三节　职业技能训练

对于新进入工作或重新选择新职业的案主，就业前的技能培训是必不可少的。职业技能训练是对案主进行职业知识与实际技能的培养与训练，包括理论原理、技术技巧、工作设备和工具的使用，其目的是增强案主的就业技能与实际工作能力，促进个人获得职业并能够取得职业发展。职业技能训练内容根据案主的职业要求、职业能力而定。提供职业技能训练主要有以下几种形式：

一、职业教育

残疾人的职业教育体系由普通职业教育机构和残疾人职业教育机构组成，以普通职业教育机构为主体。案主进入普通职业教育体系需要通过国家招生考试，方能被录取。职业技术院校的残疾学生应随班就读，与普通学生在一个融合的环境中学习技能，有利于日后进入竞争性就业。就学期间，学校应提供合理的无障碍设施，保证其顺利完成职业教育。专业人员也要定期到学校了解案主的学习进展，解决学习中的实际困难，或由专门机构派出专业人员常驻学校，对残疾学员给予辅导与支持，协助其顺利完成学业。

二、职业培训

职业培训是由职业教育和培训机构组织举办的非学历性的短期职业教育，主要指根据劳动力市场需求，为帮助和促进劳动就业，通过课堂学习、实地操作等形式，在较短的时间内对劳动者进行职业知识和实际技能的培养和训练。职业培训的内容包括就业前培训、转业培训、再就业培训、创业培训，根据职业技能标准分为初级、中级和高级职业培训班。提供培训的机构主要是社会上的就业培训机构和职业技术学校，普通学校或教育机构可以根据办学能力开展多种以实用技术为导向的职业培训。

学习实用技术，首先应综合分析案主的文化素质和身体条件，对培训所能达到的技能水平有客观估计。其次，要尽可能了解人力资源市场需求，选择案主能力可及、市场需要的培训项目，方能达到学以致用的目的。专业人员可以将案主委托给普通职业培训机构接受职业技能培训，也可以让案主参加专门为残疾人举办的职业培训班。提供残疾人职业培训的机构需要具备一定的无障碍条件和残疾人培训的经验，或由专业人员提供辅导和支持。短期职业培训应安排一定课时的实践活动，由培训教师对案主的实践技能进行督导，以利于案主将所学技能应用到未来的就业生产中。

三、在职培训

在职培训主要是短期内现场辅导案主掌握职业技能，也包括帮助案主在就业过程中掌握新技能，以提高其适应技术更新与发展的能力。如果案主学习和适应的情况良好，培训结束后则可能成为正式职工，或进行更专业的培训。提供在职培训的人员除职业教师外，案主的同事也可以督导、教授职业技能。

在职培训的方式下，案主除了学习职业技术外，还可以学到与职业相关的技能，包括工作时间的统筹安排、与同事相处的技巧和工作态度等。案主可以把同事作为学习榜样，同事也可以学习与案主交往的技巧，增加彼此沟通的机会，有利于案主融入到一般就业环境中。遵循"安置—训练—追踪"模式的支持性就业也可归入在职培训。

四、庇护工场培训

庇护工场常常作为重度残疾者就业安置的场所，也可以作为未达到竞争性就业能力案主的过渡性就业安置形式和职业技能训练场所。案主在这里还可以培养工作习惯和态度等与职业相关的适应能力。对于在庇护工场培训的案主，专业人员应定期为其做职业评定，以了解其能力是否达到竞争性就业能力，一旦达到，即可过渡到支持性就业或竞争性就业。

五、获取职业资格

并非所有案主都需要工作适应训练和职业技能训练，对于已掌握足够的专业知识技能，且能满足用人单位要求的案主，专业人员可以将其直接推荐到用人单位安置就业。但是，目前我国已经逐步建立了就业准入制度和职业资格制度。国家对规定的职业制定职业技能标准，由经过政府批准的考核鉴定机构负责实施职业技能考核，考核通过后即可发放职业资格证书。因此，案主经过职业技能培训后，专业人员应鼓励案主参加国家认可的职业资格考试，取得职业资格证书，增加其进入一般性就业的硬件条件，使案主具备更大的就业市场竞争力。

（孙知寒）

思考题
1. 简述工作适应训练的内容。
2. 工作适应训练的内容和技术方法有哪些？
3. 职业技能训练的形式有哪些？

参考文献：

1. Rubin SE, Roessler RT. Foundation of vocational rehabilitation process. 6thed. Austin, TX：PRO – ED. 2008. 365 – 397.
2. 何华国．伤残职业复健[M]．高雄：复文图书出版社，1995：213 – 228.
3. 孙知寒．职业康复咨询//残疾人康复咨询教材[M]．全国残疾人康复工作办公室，中国残疾人康复协会．北京：华夏出版社，2008：139 – 155.

第七章 就业安置

> **学习目标**
> 1. 熟悉案主的需求层次。
> 2. 熟悉就业安置的模式。
> 3. 熟悉求职面试的准备与面试技巧。
> 4. 掌握工作调适的概念和内容。
> 5. 掌握选择就业辅具的原则,了解就业辅具的种类。

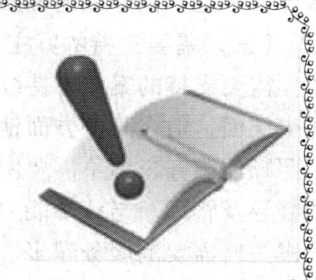

在就业安置阶段,职业康复服务包括帮助案主取得适当的工作,使案主达到工作要求,消除工作环境对案主执行工作造成的障碍,以及协调案主与领导、同事之间的关系,使案主稳定就业。

第一节 就业安置的模式

残疾案主的能力不同,对职业康复服务的需求也不尽相同。就业安置要根据其不同的需求层次,提供相应的支持服务。

一、案主的需求层次

(一)需要信息的案主

需要信息的案主所需提供的服务量最少。他们通常对自己非常了解,知道自己想要什么和需要什么,只是所需的就业信息来源较少,难以实现就业。这些案主都具有良好的阅读和观察能力,能接受复杂的口头或书面指令,并按照指令执行工作任务。他们多半具有工作的基本概念,并了解工作的本质,或者曾经工作过一段时间,只是不知如何调整心态或环境以适应残疾。他们能积极地参与家庭与社区生活,有较好的工作与生活技能,并希望能通过工作对社会作出更大的贡献。

职业康复专业人员要帮助他们深入了解就业市场的信息,了解一些求职技巧,或仅仅提供就业机会的线索。这类案主有可能刚刚成为残疾者,可能无法做一些过去能做到的事,因此需要辅助器具及有关代偿技巧的协助或调整。当他们取得信息后,就会把这些技巧类化运用在生活和工作中。

(二)需要指导的案主

这部分案主需要一般程度的介入服务。他们理解信息的速度不如需要信息的案主来得快，对他们的指导不能像前一类案主一样，只提供书面资料或口头上的指导即可。需要指导的案主可能存在一定的阅读困难，更容易接受"做"或"看"的方式来学习。他们不清楚自己将要从事何种工作，也不知道如何求职并维持工作。

专业人员要指导他们进行自我分析和就业市场分析，选择对自己有意义的职业。他们还需要学习如何找到工作机会，需要在填写求职申请和个人履历、接受面试，以及如何稳定就业方面提供指导，他们也可能需要了解工作辅具及使用方法。这些人经过一段时间的指导，一旦对任务或内容熟练，便能应用于工作和生活中，不需要持续提供服务。

（三）需要支持的案主

需要支持的案主有持续密集服务的需求。虽然他们所需要的服务未必包括工作生活的每个层面，但在某些方面他们可能需要终生协助。例如，有的案主可能需要财务管理或个人照顾的服务，但不需要协助稳定就业，有的案主可能需要工作中的现场辅导与日常生活的督导及管理。与认知能力完好但具有生理或感官多重残疾的案主比起来，认知缺损越大的案主所需要的服务越多。这部分案主很难将在某一情境所学到的知识，应用于新的或不同的情境中，因此其学习速度会比一般人来得慢，学习时间也比一般人更长。

对于需要支持的案主，专业人员必须与其家人、治疗师，以及重要他人密切合作。他们可能在生活中某个层面可以独立，但是在某些层面可能还得一辈子需要别人部分或全部的协助。此类案主可能在个人或居家管理、时间或财务管理、交通、沟通技巧、职业技能、工作维持等领域需要稳定且持续的终生支持服务。

以上三类案主有可能互相转化。经过康复训练能力提高后，需要支持的案主有可能成为需要指导的案主，需要指导的案主也可能成为需要信息的案主；反过来，当身体状况恶化或年龄老化，这些案主也可能反向转化。不论如何转化，职业康复专业人员都应提供与其需求和能力相适应的服务。

二、安置的模式

就业安置指专业人员指导案主进入就业场所，获得并维持适当的就业，协调案主、用人单位和工作环境之间的关系，消除案主自身和外界障碍的过程。残疾人的就业模式分为竞争性就业、支持性就业和庇护性就业。专业人员需要根据案主的能力和就业市场的需求选择最适合的就业模式。

（一）竞争性就业

竞争性就业（Competitive Employment）是指案主在竞争性的就业环境中，与非残疾者一起独立工作，而无须大量的就业支持。该模式适合需要信息的案主和部分需要指导的案主，他们一般身心状况稳定、能使用交通工具出行、工作技能和人际交往良好。这种模式下就业的案主能与非残疾者一起参与就业市场的竞争，在相同的工作场所共同工作，同工同酬，且较少需要专业人员的协助和支持，在就业市场具有一定的竞争力。专业人员的主要职责是向案主提供就业信息、转介服务、求职面试技巧培训，以及协助案主尽快胜任工作并稳定就业，以及案主就业后提供少量的追踪服务。

自主就业也属于竞争性就业，即案主从事独立的生产经营活动，取得劳动报酬和经营收入。这种就业形式比较灵活，就业的门槛也比较低。在当前的社会经济形势下，这种就业途径成为越来越多残疾人的职业选择。专业人员应与案主一起分析市场的需求，结合其自身能力特点，选择经营项目，并指导和协助案主办理营业执照、申请贷款与税收优惠、配备经营设施等。

目前，计算机和互联网技术飞速发展，创造了越来越多不同于传统的就业形式，很多残疾人通过计算机和网络，在家中实现就业。以网上销售为例，这是一种通过网络购物平台的销售方式，不需要店铺场地，开业门槛较低，且不受时间和空间限制，自主性高，适合出门不便的案主在家中实现就业。此外，还有诸如软件开发、网络程序员、网络维护、网页制作、平面设计等等需要使用计算机和互联网的工作也很适合在家完成。案主从事这些新兴职业，只要通过相应的职业培训、取得职业资格即可应聘上岗。

（二）支持性就业

支持性就业（Supported Employment）是指在融合的背景下为案主提供持续的就业支持，使其成为有生产力的工作者，并保持就业。支持性就业遵循的是"安置－训练－追踪"的模式，也就是说，案主在不具备所有工作所需的技能时即被安置到竞争性环境中就业，并在就业期间接受长期持续的在职培训、工作维持和随访服务。与竞争性就业相比，案主需要更多的辅导与支持。支持性就业模式适合中到重度的残疾者，主要是需要指导的案主和部分需要支持的案主。

支持性就业模式有三个必要条件：①竞争性的工作，案主在任务要求、工作标准、劳动报酬、作息时间上与非残疾者相同，或者每周工作不少于 20 小时；②融合性的工作环境，案主被安置在一个融合的就业环境中，与非残疾者一同工作，且与非残疾者经常有互动的机会，而不是隔离的、"被保护"的环境中；③持续的支持服务，专业人员或同事需向案主提供持续的工作支持，支持的内容包括就业辅导、职业发展、工作维持、辅助技术等。

支持性就业秉持的是这样一个根本理念，即支持和尊重重度残疾者的愿望——生活和工作在"最少限制的环境"（即融合的环境）中。提供支持服务的不限于专业人员，案主的领导和同事也可对其进行督导和培训。支持服务的内容除了职业技能，还涉及促进案主适应工作环境的工作技巧与社交技巧。来自案主的领导和同事的支持被称为"自然支持"，其效果比来自外部的专业人员的支持服务更好，也有利于案主与他们建立关系，并尽快融入工作环境，参与工作和工作之外的各项活动中。尽管如此，由于案主的残疾较重，专业人员仍需提供持续的支持，包括处理与案主工作并无直接关系却可能影响其就业的因素，如周围人的态度、案主的行为问题等。

支持性就业有个别形式和团体形式之分。个别形式是指专业人员根据案主就业中的具体问题提供一对一的服务，这是应用最普遍的形式。团体形式包括小组安置、机动工作队。小组安置是一组残疾案主（八人以下）被安置在相同的职场内，专业人员则在工作现场同时负责训练与辅导。机动工作队通常在专业人员的带领下在不同的工作地点，执行维护公共景观或建筑的特定功能。

总之，支持性就业模式强调的不是长时间就业前的训练准备，而是在就业安置后持续的支持。也就是说，这种模式关注的不是案主的缺陷，而是通过持续的支持以减少其就业中的障碍。

(三) 庇护性就业

庇护性就业（Sheltered Employment）是指就业能力不足、无法进入竞争性就业，且需长期就业支持的案主在保护性的环境中，从事简单且重复性高的工作。一般来说，庇护性就业所能提供的工资待遇很低，作息时间也不同于一般就业环境。常见的庇护性工作场所包括庇护工厂、商店、农场、工作坊等。

庇护性就业曾经是残疾人就业的主要途径，但近几十年来，这种就业方式受到广泛批评。主要有三方面原因：①案主只能重复简单的操作，很少能进入竞争性的就业环境，而且这种工作更像是打发时间；②庇护性就业中，案主脱离社会环境，作息时间也和一般职场不同，缺乏与非残疾者互动的机会；③工作内容常与一般就业无关，所教的职业技能和实际工作所需有出入，缺乏系统性，难以进入竞争性或支持性就业。由于这种就业形式不利于案主正常融入社会，多数国家主张降低庇护性就业的比重，并将其作为提高残疾人就业潜力、进行职业技能和工作适应训练的形式，当案主职业能力得到提升后，即可过渡到支持性就业或竞争性就业。

尽管如此，庇护性就业方式仍有其存在的意义。首先，庇护工场可成为案主接受职业评定和训练的场所。由于一般职场不能接受工作态度及工作行为不良的工作人员，而工作态度与工作行为又必须在要求一定产量和质量的工作环境中得以观察评定，因此，庇护工场可对工作态度、工作行为及社会行为不符职场要求的案主进行工作适应性评定，并有针对性地指导案主改善工作意愿、工作习惯、生活习惯、工作态度，提升人际关系、提高体能耐力等。

其次，庇护工场可为需要支持的案主提供较多保护和支持，并作为长期的就业场所。但应注意为不同需要的案主提供多种工作内容，避免重复性过高和过于单一。同时，要注意工作环境的正常化，参照一般职场的管理方式，聘用一些非残疾的工作人员，有助于案主与非残疾者的互动，使案主在相对融合的环境下从事工作，过有意义的生活。

第二节 求职与面试辅导

案主进入就业市场，不可避免地要经历求职和面试阶段，专业人员可在此过程中提供指导。专业人员首先要做到熟悉就业市场。尽管求职技巧培训的目的旨在促进案主在没有专业人员的直接干预下获得职位，但专业人员必须对本地的就业市场中的各种职业状况非常熟悉。例如，工作的类型、工作的技能要求、工资福利、工作地点、工作场所的无障碍等。熟悉当地就业市场最好是通过对用人单位和工作现场的探访直接获得。这些信息将帮助案主更加有效地在当地找到潜在的职业目标，减少案主无效的求职经历，以及由此可能产生的沮丧和动机减弱。专业人员要经常与用人单位沟通接触，有利于化解用人单位聘用残疾案主的担心，如担心工作调适成本过高、缺乏专业人员的后续支持和残疾案主出勤差或生产力低等。

要提高安置服务的成功率，专业人员必须与用人单位建立良好关系。建立良好关系的前提是专业人员能够为用人单位服务，回应用人单位的需求。例如，为用人单位提前筛选具有所需技能的案主，为用人单位提供有价值的后续服务，帮助案主适应工作。通过这些服务，专业人员能与用人单位建立密切联系，增加案主的就业机会和求职者来源的可信度。

一、寻找就业机会

寻找就业机会的渠道有三：第一，通过人力资源中介机构、报刊网络或其他中介获得招聘信息；第二，收集感兴趣的公司名称，在没有人介绍或不知道是否有职缺的情况下，案主主动打电话给潜在的用人单位，与之联系；第三，通过个人的关系网络（家庭、朋友、熟人等）寻找求职线索。

以上三种方法中，通过个人的关系寻求就业机会最有可能取得成功，而第一种通过中介的方式，其成功的概率是最低的。因为通过中介的就业机会，一般来说薪资较低、可替代性高、较不稳定、升迁机会也不多，而好的工作大多不会公开刊登广告征聘求职者。专业人员应鼓励案主发展运用关系网络作为求职的主要途径，应该主动联系个人的亲戚朋友，甚至是朋友的朋友，以确定他们是否知道任何职缺，以及是否愿意介绍给案主。

二、撰写求职申请

在填写求职申请表之前，案主应尽可能从其申请的公司取得工作内容的相关信息，让填写的内容与申请的工作职位和工作内容吻合。如果求职者无法独立填写求职申请表，就需要在他人协助下完成。为了在填写个人信息时不会遗漏，案主应事先列出个人的重要信息，以利于他人协助填写申请表。

个人简历的填写因人而异。工作经验较少者可描述自己在学校或休闲活动中发展出来的技能以及社会实践经历；具有丰富工作经验和工作技能的案主，则应多描述工作经历和所掌握的技能。个人简历应提供教育、工作经历，所掌握的技能，取得的各类职业资格、技能证书，包括驾照，甚至是推荐信，以证明以上信息的可靠性。

此外，专业人员也应向用人单位提供推荐材料和评定报告，以增加用人单位对案主的了解。

三、培训面试技巧

（一）面试准备

案主与用人单位约定面试时间后，就进入面试的准备阶段。案主可与专业人员讨论如何做好面试准备。面试前准备有以下几个方面的内容：

1. 了解用人单位

面试前案主和专业人员可通过网络搜索、电话询问、图书馆查找有关用人单位的资料，或是通过询问其工作人员了解用人单位的工作内容、企业文化、组织结构等。另外，应提前了解面试地点和乘车路线，预估乘车时间，甚至可以进行实地考察，并在出发前预留出意外情况而耽误的时间，以免面试迟到，给用人单位留下不良印象。

2. 了解应聘职位情况

包括应聘职位的职位名称、工作内容和任职要求等。尽管在职业康复的计划阶段，案主和专业人员已经确定了职业目标，但同一个职位，各家用人单位的具体要求可能不尽相同，因此应尽可能详细了解应聘职位情况，以便做有针对性的面试准备。

3. 自我介绍

面试前，案主应准备一下自我介绍的内容。要求案主在三五分钟内描述自己的技能、资格，以及个人的特质与兴趣，尽可能展现自己的优势和实力，以说明自己是适合这个职位的。案主要做好准备回答面试者的提问，提问可能涉及个人的工作习惯、先前的工作经历或求学表现等。最好在面试之前，多做几次自我介绍的口语表达练习。

4. 残疾说明

案主应准备一下对自己残疾状况的说明，这是非常重要的。残疾说明的重点应放在正面陈述，说明自己可以做什么。因为用人单位在聘用残疾员工时会有很多顾虑，如身体功能对执行工作的影响、工作安全性、个人保险、交通问题等等。案主在残疾说明中，最重要的是要强调自己有胜任此工作的技能与资格。对于用人单位的顾虑，案主需要事先想到任何在面试中可能提到的问题，并说明自己能通过使用其他代偿方法完成任务。如果在某方面，有永久性的限制，如提举重物，则必须指明未来工作中需要作出的调适（避免提举重物）。如果在行动上需使用辅助器具，需要说明辅具如何协助行动，并描述完成相关任务的例证。

（二）面试技巧

面试是用人单位对案主形成第一印象的时候，也是案主与用人单位直接接触并进行沟通的机会。通过面试，用人单位可更多了解案主的工作潜力，案主也可以更多了解用人单位对未来员工的期待。有时候可能一次面试就决定了案主的职业生涯，如果能够较好地运用面试技巧，就会大大增加案主成功就业的机会。

1. 面试要准时

面试时要按预定时间提前 5~10 分钟，一定不可迟到，否则让人感觉案主时间观念差，办事效率低。

2. 展现独立性

案主在面试时要独立前往，特别是行动不便的案主，展现某种程度的独立性会让用人单位刮目相看，并愿意相信案主有一定的工作能力。

3. 穿着仪表得体

案主参加面试的仪表和服装应得体大方、整洁端庄，符合用人单位的期望和文化氛围。

4. 表现自信

面试过程中，要自信稳重，保持与面试者的目光接触，要语言简练，口齿清楚，完整应对面试者的问题，表现自信而不傲慢，态度友善而不谄媚。案主在回答面试提问中，要根据面试准备，正面表达自己有能力胜任职位。如果面试者对案主的残疾可能流露出消极态度，案主要正面给予解答，并将其关注的重点聚焦在自己的工作能力上。面试过程中不宜一味被动应答，案主要善于抓住机会主动出击，正面陈述自己的能力。

5. 态度真诚

面试中要如实回答提问，对于自己不了解的事情不可不懂装懂。当用人单位认为案主具有执行工作任务所需的特定技能时，他们可能会更关心案主的出勤情况、工作可靠性、交通问题，以及与同事和上司的相处能力，案主对此应用实例如实解答。

此外，在面试中不要过早与用人单位讨论工资或福利，也不要对前用人单位表现出不敬。专业人员可以通过模拟和角色扮演的方式向案主传授以上面试技巧，并就模拟面试过程中的细节问题展开讨论。这样的角色扮演和讨论，有利于消除案主的紧张感，使其在面试过程中能够充分展现自我能力，增加被录用的可能性。

面试结束后，要注意通过写致谢函、打电话或亲自拜访的方式询问面试结果，但不要引起用人单位的厌烦。如果没有被录取，也要询问是否还有其他职缺，不要轻言放弃，同时做好接受下一个面试的准备。专业人员对求职失败的案主应提供持续的支持，一起讨论求职经验，给予鼓励，或为他们提供机会与其他曾经求职失败后又成功就业的人士一起座谈交流经验，以帮助他们增强信心，进入新的求职面试计划。

少数需要支持的案主在就业面试时可能需要专业人员陪同，专业人员可以帮助案主更具体地了解用人单位的工作任务和要求。专业人员也可向用人单位分析残疾案主的优势，调整用人单位对案主的刻板印象，以增加案主面试成功的概率。

第三节　工作调适

工作调适（Job Accommodation）是指为了使案主顺利完成其工作职责，而对其工作环境、工作方法或工作条件作出必要的改变或调整。一个人的工作能力表现，其实是与工作环境交互作用的结果。因此，当案主的能力与工作任务和环境不能一致时，就需要从工作流程和工作环境中找出其无法达到工作要求的问题与困难，并通过调整工作环境、改善工作方法或采用适当的辅助器具改变作业流程或方式，消除案主与工作环境及工作任务之间的障碍，提高案主的能力和工作要求之间的匹配度。

工作调适的需求多在就业安置的早期，但并不限于这个阶段。如果案主在就业安置后又出现新的状况，还要做进一步的工作调适，以确保案主胜任工作，达到长期稳定就业，并在工作中有所发展。

一、工作调适的步骤

工作调适通常会包括以下几个步骤：（1）分析确定工作调适的需求；（2）提出并确定工作调适的方案；（3）实施解决方案；（4）调适效果评定及随访。

（一）工作调适分析

切合实际而有效的工作调适应建立在全面的工作分析基础上。工作调适分析对残疾人的意义来源于两个基本事实：首先，没有任何工作要求工作者具备人类所有的生理和心理能力；其次，替代策略和辅助技术能促进任何特定工作职能的表现。工作调适分析就是在工作场所观察记录案主的工作内容、工作场所的环境及所使用的工具，分析个人与工作特性之间适应不良的原因，并以此作为依据，提出改善案主工作效率的方法和途径，促进案主的工作适应。

这里的工作分析不同于计划阶段的工作分析。计划阶段的工作分析主要是通过现有资料对某个职业所需的身体功能、工作能力以及心理素质和教育职业背景的要求进行分析，以帮助案主找到适合其能力水平的职业。而工作调适分析，则是进入案主将要就业或已经就业的工作现场，观察实际工作条件，对案主的工作需求（包括工作环境和工作流程）进行分析，确定案主在工作中的问题所在，提出解决办法，协助其适应工作。前者将工作分析的重点集中在职业要求，后者则将重点转移到案主与所在的工作环境特点和实际的工作要求之间的适应上。

工作调适分析涉及多个专业和部门，完善的工作分析需要由不同专业的人员组成的团队对案主与工作环境任务作系统性分析。工作调适分析团队中可能包括康复治疗师、康复工程师、建筑师，以及其他专业人员。康复治疗师了解案主的身体功能与限制，可提出替代方案和使用辅助器具的建议；康复工程师能提供修改、制作辅助器具和工作设备工具的技术支持；建筑师能设计无障碍环境与设施，提出无障碍改造的建议。根据案主的需求，工作调适分析的团队成员可能还包括精通计算机信息技术专家、协助改良和设计计算机辅具的专家，或是能提供适当座椅、支具与坐垫系统的专业人员。

工作调适分析着重于影响案主工作绩效的障碍，通常包括以下两个方面：

1. 工作任务与器具的障碍

首先要观察和记录案主的工作任务，包括作业需求、必备工具与工作速度，以及工作任务执行的步骤与流程。据此可以了解工作系统中各主要作业步骤的功能与其相互之间的关系，工作中的原材料、产品、产量与质量标准，工作中接触的人员，执行任务的方法，行动距离和方式，以及完成每一个步骤所需时间等。然后逐一分析案主顺利完成工作任务的每项步骤流程，以及工作器具对其造成的障碍，发现影响案主工作表现的问题所在，包括工作流程中是否有不必要与不合理的作业活动、操作程序与方法，工作中案主操作哪些设备和工具存在困难。调适分析还涉及工作中所使用的软件和信息技术对案主不适用的情况。

2. 工作环境中的障碍

工作分析涉及的工作环境有公共环境、工作空间、组织环境。

（1）公共环境：分析室内外通道、出入口、楼梯、电梯、盥洗室、公用电话，以及交通的便利性等，看公共环境中是否存在不利于案主通行和使用的障碍。

（2）工作空间：包括工作台、座椅、操作地点的空间布置、台面高度、内部设备，空间的大小、采光、通风、噪音、温度、湿度，以及现有的和潜在的职业危害等，了解工作空间是否有干扰案主执行任务的障碍物。

（3）组织环境：包括用人单位的人员数量、年龄结构、教育程度、领导和同事对案主的态度、生活习惯（饮食、穿着）、行为、交往方式、语言、价值观等，除此之外还包括用人单位的工作制度和所提供的工资与福利等。审视用人单位中是否存在对案主的不良态度、工作时间和制度是否不利于案主的日常生活和治疗安排等。

（二）工作调适方案的确定

确定影响案主实际工作绩效的不利因素后，就应分析这些不利因素是否可以通过工作调适得以消除，并提出工作调适的方案。工作调适的专家团队经过分析后，分别从本专业出发提出相应的调适意见。专家团队、用人单位和案主本人需要根据成本效益原则对这些意见进行讨论，比较每个调适意见的可行性和实用性，经过综合协调，确定最终的工作调适方案。

按成本和复杂程度，工作调适可分为：

1. 无成本的工作调适

通常是工作任务本身的调适，无须花钱购买添置设备器具，如改变工作流程、调整作息时间。

2. 简单的工作调适

购买和使用现有的商业产品以解决工作中存在的问题，如使用购买的放大镜灯、轨迹球鼠标等。

3. 复杂的工作调适

复杂的调适通常需要对工作岗位、环境的改造或增加复杂的设备。如对一个原本应站立完成的工作，进行重新设计降低流水作业线高度，让使用轮椅的案主顺利完成这项工作的所有操作环节。

选择调适方案应按照成本效益的原则确定问题解决的优先顺序。首先考虑无成本的调适方法；无成本的方法不能满足需求时，再考虑简单的和容易获得的调适方法；最后才考虑复杂的工作调适方法。工作调适还要考虑应用的安全性、设备适用的环境，以及经费来源等。总之，选择适合案主实际工作的调适方案，要避免造成用人单位不必要的经济负担，同时又要注意不降低案主的主要工作职责要求。

（三）工作调适的实施

确定工作调适方案后，就开始实施方案。工作调适，即解决个人与工作环境之间的适应问题，主要有两条途径：调整个人能力来适应环境和调整环境以适应个人。前者包括减少功能缺损和建立代偿机制，这两种干预方法属于传统的康复治疗领域。后者则包括工作本身的调适、工作环境的无障碍改造。工作调适的方法既包括工作本身的调适和无环境障碍改造，也包括就业辅助器具的服务（建立代偿机制），说明工作调适不是单向地调整环境以适应个人，而是从人与环境两方面入手进行调整，从而改善案主的工作适应性。具体方法在后面详细介绍。

（四）工作调适的效果评定及随访

专业人员为案主进行工作调适后，还要对调适后案主的工作效率和满意度进行评定，并听取案主和用人单位的反馈意见。如果案主的工作效率没有达到预期，案主和用人单位不满意，就要提出修改意见再次调适。工作调适往往不会是一劳永逸的，而是一个动态过程。当案主与工作出现新的不适应，就需要新的调适，使案主与工作实现新的平衡。

当案主的工作表现可以达到要求后，专业人员就要逐渐减少服务量，并相应增加自然支持者，即案主的督导及同事的工作支持，让案主能完全融入工作环境中。此时，专业人员仍要进行持续的追踪辅导，目的在于使案主能维持就业。专业人员的随访服务可能包括：与案主的用人单位、家庭保持联系，以了解案主的工作状况；当案主的工作内容有所变动时，专业人员要提供相应的服务使案主达到工作要求；当案主在工作上遇到人际关系问题时，专业人员要协助处理，并给予心理支持；当案主的工作表现退步，无法满足工作要求时，专业人员要再次提供工作适应和技能训练。

二、工作本身的调适

（一）工作本身调适的方法

工作调适可通过删除、合并、重排、简化等技术对工作任务加以改造，以适应案主的需求。

1. 删除

删除是指通过审视工作中的所有作业流程，排除工作中不必要的步骤，如果这些步骤不能全部删除，可考虑部分删除。

2. 合并

合并是将几个相关的工作步骤合并起来，由同一个人或同一时间或地点完成，减少转运的时间和体力消耗。

3. 重排

重排是指从作业时间、地点与人员角度出发，重新安排作业的先后顺序，达到提高案主工作效率的目的。

4. 简化

简化则是指对复杂的工作程序进行简化，减少操作的次数与难度，使案主更容易完成任务。简化职务内容，是残疾案主最常用的工作调适方法。

（二）工作本身调适的内容

1. 职务调整

对案主的职务进行调整，改变职责内容，或与他人分担工作职责（比如将案主难以独立完成的工作分为几项独立的作业，分别分配给多个员工合作完成）。

2. 改变工作方法

改变工作方法或改善执行工作的姿势，减轻工作疲劳和危险性。

3. 改变工作流程

修改工作流程，提高案主操作的便利性。

4. 调整工作内容

调整工作内容，让案主从事与其目前工作能力相符的工作职责。

5. 应用新技术

应用新技术、改善工作条件，以提高案主的工作效率，减轻身体负荷。

6. 配备工作助手

为案主配备工作助手，或在必要时由同事提供协助。

7. 调整工作时间

实行弹性工作制、增加工作间歇次数、调整上下班时间、改变某种职责的执行时间等，以适应案主的体能和治疗训练需求。

三、工作环境的无障碍

工作环境的无障碍对残疾案主来说是至关重要的，有了无障碍环境就可以确保案主在独立的状态下,自主行使工作的各项职责,减少对他人的依赖。建筑的无障碍环境设计不再是仅考虑一般人群的需要,而是采取通用设计(universaldesign)的原则调整建筑设计理念,将社会中各类人群的特殊需求均纳入到建筑设计中,因此这样的无障碍环境适用于每一个人。通用设计原则也适用于信息技术和信息传播领域,包括计算机、互联网、媒体传播,它的精神在于使社会生活环境里没有任何特殊限制,避免各年龄层和各类人在环境使用上的不便,使每一个生活在其中的人都能获得普遍合理的尊重。

无障碍的工作环境包括工作场所的公共环境、工作空间和组织环境。

(一)公共环境

公共环境的无障碍包括:①室内外通道无障碍,如平整道路、修建坡道、调整通道宽度、安装盲道、扶手和防滑地面等,针对视力残疾者可以用色彩、光源及材质的差异来帮助他们辨认方向;②出入口无障碍,包括调整门的宽度、改装门把手、消除门槛;③楼梯,包括调整台阶的高度和深度、平台宽度、扶手高度;④电梯无障碍,包括调整空间大小、按钮高度,安装盲文按钮、语音系统、后照镜;⑤盥洗室无障碍,包括调整洗手台高度,加装防滑地面,调整厕所隔间的大小、坐式马桶高度、安装扶手,另外对听力残疾者应使用闪灯提示卫生间是否有人;⑥设立残疾人停车位,配备适当的交通工具和调整交通方式;⑦信息无障碍包括调整公用电话的高度,使用盲文系统,安装供视力残疾者使用的信息语音系统。必要时,工作环境应配置为听力残疾者服务的手语翻译和为视力残疾者服务的文字朗读人员。

(二)工作空间

工作空间的无障碍包括:①内部设备、办公家具的布置,调整工具和材料的位置,地面的平坦和防滑设计,障碍物的移除;②调整工作空间的大小,工作台面大小高度,设计安装适合的座椅;③调整工作场所的采光、通风、噪音、温度、湿度;④消除工作环境现有的和潜在的职业危害等。

(三)组织环境

组织环境的调适应是双向的。专业人员一方面要帮助案主适应用人单位的工作习惯、行为、交往方式以及价值观,并注意案主的心理健康,及时解决他们的心理问题,包括降低他们的心理压力、改善个人沟通能力、改善情绪控制能力,及时提供心理咨询。另一方面也要向单位领导和其他员工提供技术支持与咨询,增加案主与单位领导和同事的沟通互动机会,改变他们对残疾人的刻板认识和态度,提高他们对残疾员工的了解和接纳程度,鼓励他们帮助案主熟悉和掌握工作相关技能,促进相互融合,改善人际关系。同时,专业人员也可对用人单位提出调整工作制度和工资福利的建议,以促进案主稳定就业。

四、就业辅助器具

辅助器具是指任何被用来提升、维持或改善残疾人功能的工具、设备或产品。而就业辅具则是指与工作相关的,能提升案主工作表现的辅助器具。辅助器具有三个特点:①广泛性:包括市场现有的辅具和改进的或定做的辅具;②代偿性:强调对丧失和减弱功能的替代和补偿;③个性化:每一种辅助器具的应用都是独特的,适合不同的残疾人需求。就业辅具有助于提高案主的工作效率、降低工作压力,并减少疲劳,从而最大限度提高案主工作的精确性、速度、耐力及独立性，促进与工作的融合。从心理的层面看，就业辅具能增加案主对工作环境的控制感，增加其在环境中的人际互动机会，同时减轻对他人的依赖。

（一）就业辅具服务

就业辅具种类繁多，专业人员可根据专业知识和经验进行判断，从市场中选择适合的产品，或改装现有产品，甚至请辅具专家重新设计制作有助于提升案主生产力的就业辅具。为案主选择就业辅具，要注意几个原则：

1. 就业辅助器具的个别化原则

每个案主的身体功能千差万别，其工作需求、技巧以及应用就业辅具完成任务的方式也都不同，因此专业人员要根据案主的特点和工作需求选择和提供适用的辅助器具。

2. 经济实用的原则

一般人常会以为复杂、昂贵的高技术产品更能有助于完成工作。事实上，高技术辅具不一定是最好的，重要的是适合案主需求，有益于残余功能的利用和改善。选择辅具要从成本效益的角度考虑，先使用代偿性方法，代偿方法不能满足需求时，再考虑使用低技术辅具，最后才是高技术辅具。同样，选择辅具也要先购买市场上的成品，市场上没有才需改装，不能改装时才需特别定制。

3. 尊重案主的原则

因为案主最了解自己的需求，知道什么样的辅具最有可能提升自己的工作能力和职业表现。就业辅具服务要以人为本，实现工作调适成效的最大化。

就业辅具服务不应止步于辅具的提供上，专业人员应协助案主使用和适应所配置的就业辅具。专业人员首先要评定就业辅具对案主实际工作效率的提升作用，考虑其是否适应案主的工作习惯，还需要哪些调整，案主能否正确使用，是否需要培训，以及有没有更适合的产品等等诸多问题，必要时还要提供维修服务，使就业辅具发挥最大效用。

（二）就业辅具的种类

1. 改善沟通的辅具

沟通与交流是工作中必不可少的内容，使用改善沟通的辅具设备是为了促进案主在工作中的人际沟通与交流，包括视听读写。常用的辅助器具包括：

（1）助视辅具：助视辅具是指能改善或提高低视力者视觉能力的器具和装置，包括光学助视器和电子助视器。光学助视器包括放大镜和望远镜。电子助视器是由摄像装置获取影像并放大显示在屏幕上的电子设备，包括台式和便携式电子助视器。

视力残疾者在工作中可能用到的辅具还包括语音式电子手表、语音报时钟、语音电子称、语音计算器等。

（2）助听辅具：助听辅具包括帮助案主听取声音的助听器和重建听力系统的人工耳蜗。助听器可将声音放大，用于补偿听力损失。传导性耳聋的案主可选用助听器，助听器按传导方式分为气导助听器和骨导助听器；按使用方式分类为盒式、眼镜式、耳背式、耳内式、耳道式、深耳道式助听器。对于神经性耳聋的案主可选择植入人工耳蜗以提高听力。

（3）阅读辅具：阅读辅具可帮助固定书、计算机等，可自动翻页和调节高度、角度，以帮助使用者阅读。

（4）书写辅具：书写辅助器具包括增重圆珠笔、掌套式书写器、抓握式书写器、盲文写字板等。

（5）其他沟通辅具：其他用于通话和交流的辅助器具包括：骨导电话机、电话音量增大器、语音会话辅具、会话卡片等。骨导电话机是将声音信号通过头骨直接传至听觉系统的电话机；电话音量增大器是可调节音量的电话增音装置；语音会话辅具是指通过按键输出语音的装置，当失语者按下表达自己意愿的按键时，该装置可自动发出声音，以达到与他人沟通的目的；会话卡片则更为简单、方便，失语者可指出图片中相应的文字内容，来与他人沟通。听力残疾者在工作中可用到的沟通辅具还包括通过震动、语音、闪光等方式实现提示、警示的声光门铃、闪光来电显示器、警报器、呼叫器等。

2. 改善移动能力的辅具

用于改善案主行走和位置移动的器具包括助行辅具、轮椅、位置移动装置、汽车装置、导向器具等。助行辅具包括腋拐、肘拐、手杖，以及框式助行器、轮式助行器、平台式助行器、助行架。轮椅分手动轮椅和电动轮椅。

汽车装置是用于帮助人和乘坐轮椅者进出汽车和操纵汽车的辅助装置。进出汽车的装置包括坡道、升降机、搬运机等。汽车操纵辅助装置通过连杆机构将用脚操作的油门和刹车转换到手操作杆上，可帮助下肢残疾的案主驾驶汽车。

工作环境中供行动不便者使用的装置除电梯外，还可安装楼梯升降机或配备爬楼机协助坐轮椅的案主上下楼梯。导向器具用于视力残疾者行走时感知周围环境或位置方向的辅助器具，包括盲杖、触摸式指南针或语音式指南针。

3. 计算机辅具

当代工作中计算机和互联网越来越成为不可或缺的工具。信息技术工作对人的力量或行动能力要求都不高，从这一点来看，使用计算机工作的岗位好像很适合残疾人。但对于部分残疾人来说，如果没有适合的计算机辅具，他们就无法像其他人一样自如地使用计算机和网络完成工作。计算机辅具分信息输入和信息输出辅具。

（1）信息输入辅具：主要包括硬件的键盘、鼠标和软件技术。键盘有供视力残疾者使用的大字体键盘、增加色彩对比度的键盘，供肢体残疾者使用的单手键盘、触摸屏、超大键盘。部分肢体残疾者可通过键盘敲击器来敲击键盘操作计算机。鼠标有供肢体残疾者使用的轨迹球鼠标、摇杆鼠标、唇控鼠标、足控鼠标、按键式鼠标和触摸板，以及语音控制鼠标。此外，肢体残疾者可利用头控式计算机操作仪通过红外线智能传感器，来控制光标的指向与操作。视力残疾者也可通过语音输入设备和软件将信息输入计算机。

计算机的键盘控制技术也属于辅助技术。比如，"粘滞键"技术允许只能用一个手指或使用头棒的残疾者敲击组合键，这通常需要同时按下两个或三个键（如 Ctrl – Alt – Delete）。另一种为手功能不协调的人设计的"慢键"的功能，允许长时间按压按键而不会出错。例如，如果有人动作协调不良，经常点击不想要的键，慢键可以不理会这样的点击，直到有意点击才起作用。

（2）信息输出辅具：主要是为协助视力残疾者处理计算机输出的信息。包括屏幕放大器、盲用点显器、语音读屏器。屏幕放大器就像一个放大镜，通过扩大显示计算机屏幕的一部分，帮助人阅读屏幕信息。盲用点显器可以盲文显示计算机的文本信息。语音读屏器通过语音合成装置将计算机信息以语音的形式传递给使用者。

五、结案与随访

案主就业安置后，专业人员需要评定案主的就业安置是否满意，主要从以下几个角度来评定：案主及用人单位的满意度；案主工作后的个人生活适应性；案主能力与工作的要求匹配与否。一般来说，案主和用人单位双方达到彼此满意，案主能适应就业后的改变，且在工作上胜任愉快，才能算安置成功。案主就业安置并能够稳定就业一段时间后，就意味着职业康复目标已经实现，职业康复服务已告一段落，即进入结案阶段。

结案阶段的工作主要集中在对整个职业康复过程的回顾和总结。结案时要撰写书面结案报告。报告的内容包括：案主的一般背景资料，职业康复服务的过程，包括职业评定、计划制订、就业准备和安置，并评定整个服务过程，对计划目标的完成情况、服务成果进行总结，并将结果与案主分享，报告给相关机构。借着结案，专业人员要帮助案主巩固已经取得的成果，增强他们独立面对和解决职业相关问题的能力和信心。结案后，专业人员还要定期追踪随访，与用人单位和案主交谈，了解其工作状况，并对存在的问题及时予以处理，促进案主的稳定就业，并在工作中有所发展。

（孙知寒）

思考题

1. 简述案主的需求层次。
2. 就业安置的模式有哪些，各有何特点？
3. 求职面试有哪些准备？面试技巧有哪些？
4. 工作调适的概念是什么？主要包括哪些内容？
5. 工作调适分析的内容是什么？
6. 工作本身的调适有哪些？工作环境的无障碍包括哪些方面？
7. 就业辅具的种类有哪些？简述选择就业辅具的原则。

参考文献：

1. Karen EW. 身心障碍者生涯咨商——给实务工作者的教战手册[M]. 王敏行，赖淑华，戴富娇译. 台北：心理出版社，2009：103-138.
2. Rubin SE, Roessler RT. Foundation of vocational rehabilitation process. 6thed. Austin, TX：PRO-ED. 2008：399-426.
3. 林幸台. 身心障碍者生涯辅导与转衔服务[M]. 台北：心理出版社，2007：169-207.
4. Tramposh AK. (1998). Job modification/accommodation and assistive technology.// Phyllis M. King (Ed.), Source book of Occupational Rehabilitation. NY：Plenum Press. 1998：275-323.

附录：Holland 职业兴趣评定表

本测验共有七个部分，每部分测验都没有时间限制，但请您尽快按要求完成。

第一部分　您心目中的理想职业（专业）

对于未来的职业（或升学进修的专业），您得早有考虑，它可能很抽象、很朦胧，也可能很具体、很清晰。不论是哪种情况，现在都请您把自己最想干的 3 种工作或最想读的 3 种专业，按顺序写下来。

1. _____
2. _____
3. _____

第二部分　您所感兴趣的活动

下面列举了若干种活动，请就这些活动判断你的好恶。喜欢的，请在"是"栏里打√；不喜欢的，请在"否"里打×。请按顺序回答全部问题。

R：现实型活动　　　　　　　　　　　　　　　　　　　　　　是　否
1. 装配修理电器或玩具　　　　　　　　　　　　　　　　　　□　□
2. 修理自行车　　　　　　　　　　　　　　　　　　　　　　□　□
3. 用木头做东西　　　　　　　　　　　　　　　　　　　　　□　□
4. 开汽车或摩托车　　　　　　　　　　　　　　　　　　　　□　□
5. 用机器做东西　　　　　　　　　　　　　　　　　　　　　□　□
6. 参加木工技术学习班　　　　　　　　　　　　　　　　　　□　□
7. 参加制图描图学习班　　　　　　　　　　　　　　　　　　□　□
8. 驾驶卡车或拖拉机　　　　　　　　　　　　　　　　　　　□　□
9. 参加机械和电气学习班　　　　　　　　　　　　　　　　　□　□
10. 装配修理机器　　　　　　　　　　　　　　　　　　　　 □　□

统计"是"一栏得分计_____

I：研究型活动　　　　　　　　　　　　　　　　　　　　　　是　否
1. 读科技图书和杂志　　　　　　　　　　　　　　　　　　　□　□
2. 在实验室工作　　　　　　　　　　　　　　　　　　　　　□　□
3. 改良水果品种，培育新的水果　　　　　　　　　　　　　　□　□
4. 调查了解土和金属等物质的成分　　　　　　　　　　　　　□　□
5. 研究自己选择的特殊问题　　　　　　　　　　　　　　　　□　□
6. 解算术或玩数学游戏　　　　　　　　　　　　　　　　　　□　□

7. 物理课 □ □
8. 化学课 □ □
9. 几何课 □ □
10. 生物课 □ □

统计"是"一栏得分计 _____

A：艺术型活动 是 否
1. 素描/制图或绘画 □ □
2. 参加话剧/戏剧 □ □
3. 设计家具/布置室内 □ □
4. 练习乐器/参加乐队 □ □
5. 欣赏音乐或戏剧 □ □
6. 看小说/读剧本 □ □
7. 从事摄影创作 □ □
8. 写诗或吟诗 □ □
9. 参加艺术（美术/音乐）培训 □ □
10. 练习书法 □ □

统计"是"一栏得分计 _____

S：社会型活动 是 否
1. 学校或单位组织的正式活动 □ □
2. 参加某个社会团体或俱乐部活动 □ □
3. 帮助别人解决困难 □ □
4. 照顾儿童 □ □
5. 出席晚会、联欢会、茶话会 □ □
6. 和大家一起出去郊游 □ □
7. 想获得关于心理方面的知识 □ □
8. 参加讲座会或辩论会 □ □
9. 观看或参加体育比赛和运动会 □ □
10. 结交新朋友 □ □

统计"是"一栏得分计 _____

E：管理型活动 是 否
1. 说服鼓动他人 □ □
2. 卖东西 □ □
3. 谈论政治 □ □
4. 制订计划、参加会议 □ □
5. 以自己的意志影响别人的行为 □ □
6. 在社会团体中担任职务 □ □
7. 检查与评价别人的工作 □ □
8. 结交名流 □ □

9. 指导有某种目标的团体
10. 参与政治活动

　　　　　　统计"是"一栏得分计_____

C：常规型活动　　　　　　　　　　　　　　　　　　　是　否
1. 整理好桌面和房间
2. 抄写文件和信件
3. 为领导写报告或公务信函
4. 检查个人收支情况
5. 打字培训班
6. 参加算盘、文秘等实务培训
7. 参加商业会计培训班
8. 参加情报处理培训班
9. 整理信件、报告、记录等
10. 写商业贸易信

　　　　　　统计"是"一栏得分计_____

第三部分　您所擅长或胜任的活动

　　下面列举了若干种活动，其中你能做或大概能做的事，请在"是"栏里打√；反之，在"否"栏里打×。请回答全部问题。

R：现实型能力　　　　　　　　　　　　　　　　　　　是　否
1. 能使用电锯、电钻和锉刀等木工工具
2. 知道万用表的使用方法
3. 能够修理自行车或其他机械
4. 能够使用电钻床、磨床或缝纫机
5. 能给家具和木制品刷漆
6. 能看建筑设计图
7. 能够修理简单的电气用品
8. 能修理家具
9. 能修理收录机
10. 能简单地修理水管

　　　　　　统计"是"一栏得分计_____

I：研究型能力　　　　　　　　　　　　　　　　　　　是　否
1. 懂得真空管或晶体管的作用
2. 能够列举三种蛋白质多的食品
3. 理解铀的裂变
4. 能用计算尺、计算器、对数表
5. 会使用显微镜
6. 能找到三个星座

7. 能独立进行调查研究 □ □
8. 能解释简单的化学 □ □
9. 理解人造卫星为什么不落地 □ □
10. 经常参加学术的会议 □ □

统计"是"一栏得分计_____

A：艺术型能力 　　　　　　　　　　　　　　　　　　　是　否
1. 能演奏乐器 □ □
2. 能参加二部或四部合唱 □ □
3. 独唱或独奏 □ □
4. 扮演剧中角色 □ □
5. 能创作简单的乐曲 □ □
6. 会跳舞 □ □
7. 能绘画、素描或书法 □ □
8. 能雕刻、剪纸或泥塑 □ □
9. 能设计板报、服装或家具 □ □
10. 写得一手好文章 □ □

统计"是"一栏得分计_____

S：社会型能力 　　　　　　　　　　　　　　　　　　　是　否
1. 有向各种人说明解释的能力 □ □
2. 常参加社会福利活动 □ □
3. 能和大家一起友好相处地工作 □ □
4. 善于与年长者相处 □ □
5. 会邀请人、招待人 □ □
6. 能简单易懂地教育儿童 □ □
7. 能安排会议等活动顺序 □ □
8. 善于体察人心和帮助他人 □ □
9. 帮助护理病人和伤员 □ □
10. 安排社团组织的各种事务 □ □

统计"是"一栏得分计_____

E：管理型能力 　　　　　　　　　　　　　　　　　　　是　否
1. 担任过学生干部并且干得不错 □ □
2. 工作上能指导和监督他人 □ □
3. 做事充满热情和活力 □ □
4. 有效利用自身的做法调动他人 □ □
5. 销售能力强 □ □
6. 曾作为俱乐部或社团的负责人 □ □
7. 向领导提出建议或反映意见 □ □
8. 有开创事业的能力 □ □

9. 知道怎样做能成为一个优秀的领导者　　　　　　　　　　□　□
10. 健谈善辩　　　　　　　　　　　　　　　　　　　　　□　□
　　　　　　　统计"是"一栏得分计_____

C：常规型能力　　　　　　　　　　　　　　　　　　　　是　否
1. 会熟练的打印中文　　　　　　　　　　　　　　　　　□　□
2. 会用外文打字机或复印机　　　　　　　　　　　　　　□　□
3. 能快速记笔记和抄写文章　　　　　　　　　　　　　　□　□
4. 善于整理保管文件和资料　　　　　　　　　　　　　　□　□
5. 善于从事事务性的工作　　　　　　　　　　　　　　　□　□
6. 会用算盘　　　　　　　　　　　　　　　　　　　　　□　□
7. 能在短时间内分类和处理大量文件　　　　　　　　　　□　□
8. 能使用计算机　　　　　　　　　　　　　　　　　　　□　□
9. 能搜集数据　　　　　　　　　　　　　　　　　　　　□　□
10. 善于为自己或集体做财务预算表　　　　　　　　　　 □　□
　　　　　　　统计"是"一栏得分计_____

第四部分　你所喜欢的职业

下面列举了多种职业，请逐一认真地看，如果是你有兴趣的工作，请在"是"栏里打√；如果你不太喜欢、不关心的工作，请在"否"栏里打×。请回答全部问题。

R：现实型职业　　　　　　　　　　　　　　　　　　　　是　否
1. 飞机机械师　　　　　　　　　　　　　　　　　　　　□　□
2. 野生动物专家　　　　　　　　　　　　　　　　　　　□　□
3. 汽车维修工　　　　　　　　　　　　　　　　　　　　□　□
4. 木匠　　　　　　　　　　　　　　　　　　　　　　　□　□
5. 测量工程师　　　　　　　　　　　　　　　　　　　　□　□
6. 无线电报务员　　　　　　　　　　　　　　　　　　　□　□
7. 园艺师　　　　　　　　　　　　　　　　　　　　　　□　□
8. 长途公共汽车司机　　　　　　　　　　　　　　　　　□　□
9. 火车司机　　　　　　　　　　　　　　　　　　　　　□　□
10. 电工　　　　　　　　　　　　　　　　　　　　　　 □　□
　　　　　　　统计"是"一栏得分计_____

I：研究型职业　　　　　　　　　　　　　　　　　　　　是　否
1. 气象学或天文学家　　　　　　　　　　　　　　　　　□　□
2. 生物学家　　　　　　　　　　　　　　　　　　　　　□　□
3. 医学实验室的技术人员　　　　　　　　　　　　　　　□　□
4. 人类学家　　　　　　　　　　　　　　　　　　　　　□　□
5. 动物学家　　　　　　　　　　　　　　　　　　　　　□　□
6. 化学家　　　　　　　　　　　　　　　　　　　　　　□　□

7. 数学家
8. 科学杂志的编辑或作家
9. 地质学家
10. 物理学家

统计"是"一栏得分计＿＿＿＿＿＿

A：艺术型职业　　　　　　　　　　　　　　　　　　是　否
1. 乐队指挥
2. 演奏家
3. 作家
4. 摄影家
5. 记者
6. 画家、书法家
7. 歌唱家
8. 作曲家
9. 电影电视演员
10. 节目主持人

统计"是"一栏得分计＿＿＿＿＿＿

S：社会型职业　　　　　　　　　　　　　　　　　　是　否
1. 街道、工会或妇联干部
2. 小学、中学教师
3. 医生
4. 婚姻介绍所工作人员
5. 体育教练
6. 福利机构负责人
7. 心理咨询员
8. 共青团干部
9. 导游
10. 国家机关工作人员

统计"是"一栏得分计＿＿＿＿＿＿

E：管理型职业　　　　　　　　　　　　　　　　　　是　否
1. 厂长
2. 电视制片人
3. 公司经理
4. 销售员
5. 不动产推销员
6. 广告部长
7. 体育活动主办者
8. 销售部长

9. 个体工商业者 □ □
10. 企业管理咨询人员 □ □

统计"是"一栏得分计 _____

C：常规型职业   是 否
1. 会计师 □ □
2. 银行出纳员 □ □
3. 税收管理员 □ □
4. 计算机操作员 □ □
5. 簿记人员 □ □
6. 成本核算员 □ □
7. 文书档案管理员 □ □
8. 打字员 □ □
9. 法庭书记员 □ □
10. 人口普查登记员 □ □

第五部分　您的能力类型简评

下面两张表是您在 6 个职业能力方面的自我评定表。您可以先与同龄者比较出自己在每一方面的能力，然后经斟酌后对自己的能力作评估。请在表中适当的数字上画圈。数字越大，表示你的能力越强。注意，请勿全部画同样的数字，因为人的每项能力不可能完全一样。

表 A

R 型	I 型	A 型	S 型	E 型	C 型
机械操作能力	科学研究能力	艺术创作能力	解释表达能力	商业洽谈能力	事务执行能力
7	7	7	7	7	7
6	6	6	6	6	6
5	5	5	5	5	5
4	4	4	4	4	4
3	3	3	3	3	3
2	2	2	2	2	2
1	1	1	1	1	1

表 B

R 型	I 型	A 型	S 型	E 型	C 型
体育技能	数学技能	音乐技能	交际技能	领导技能	办公技能
7	7	7	7	7	7
6	6	6	6	6	6
5	5	5	5	5	5
4	4	4	4	4	4
3	3	3	3	3	3
2	2	2	2	2	2
1	1	1	1	1	1

如果你没看懂，请看下段文字：

这个部分的主要目的是看你的哪个能力比其他能力更突出，所以你可以把六个能力排队，然后让不同的能力度有不同的数值就好了。

比如一个人觉得自己：

最强是"数学技能"；

然后"办公技能"；

然后觉得"领导技能"、"交际技能"差不多；

然后是"体育技能"；

最后是"音乐技能"，"音乐技能"特别差，它比体育能力差好多。

那就可以评分为 7，6，5，5，4，2 或者 6，5，4，4，3，1 都不会影响得到的结果。能力之间的差额好好感觉一下，能力差距大的两种能力的数值差距就让它隔一个数字，比如体育和音乐之间。

统计"是"一栏得分计＿＿＿＿＿＿

第六部分　统计和确定您的职业倾向

请将第二部分至第五部分的全部测验分数按前面已统计好的 6 种职业倾向（R 型、I 型、A 型、S 型、E 型和 C 型）得分填入下表，并作纵向累加。

测试	R 型	I 型	A 型	S 型	E 型	C 型
第二部分						
第三部分						
第四部分						
第五部分 A						
第五部分 B						
总　分						

请将上表中的 6 种职业倾向总分按大小顺序依次从左到右排列：
＿＿＿＿型、＿＿＿＿型、＿＿＿＿型、＿＿＿＿型、＿＿＿＿型、＿＿＿＿型
最高分＿＿＿＿型，您的职业倾向得分＿＿＿＿最低＿＿＿＿型，得分＿＿＿＿

第七部分　您所看重的东西——职业价值观

这一部分测验列出了人们在选择工作时通常会考虑的 9 种因素（见所附工作价值标准）。现在请您在其中选出最重要的两项因素和最不重要的两项因素，并将序号填入下边相应空格上。

最重要：＿＿＿＿次重要：＿＿＿＿最不重要：＿＿＿＿次不重要：＿＿＿＿

附：工作价值标准

1. 工资高、福利好
2. 工作环境（物质方面）舒适
3. 人际关系良好

4. 工作稳定有保障
5. 能提供较好的受教育机会
6. 有较高的社会地位
7. 工作不太紧张、外部压力少
8. 能充分发挥自己的能力特长
9. 社会需要与社会贡献大

以上全部测验完毕。

现在，将你测验得分居第一位的职业类型找出来，对照下表，判断一下自己适合的职业类型。

职业索引——职业兴趣代号与其相应的职业对照表：

R（现实型）：木匠、农民、操作X光的技师、工程师、飞机机械师、鱼类和野生动物专家、自动化技师、机械工（车工、钳工等）、电工、无线电报务员、火车司机、长途公共汽车司机、机械制图员、修理机器、电器师。

I（研究型）：气象学者、生物学者、天文学家、药剂师、动物学者、化学家、科学报刊编辑、地质学者、植物学者、物理学者、数学家、实验员、科研人员、科技作者。

A（艺术型）：室内装饰专家、图书管理专家、摄影师、音乐教师、作家、演员、记者、诗人、作曲家、编剧、雕刻家、漫画家。

S（社会型）：社会学者、导游、福利机构工作者、咨询人员、社会工作者、社会科学教师、学校领导、精神病工作者、公共保健护士。

E（管理型）：推销员、进货员、商品批发员、旅馆经理、饭店经理、广告宣传员、调度员、律师、政治家、零售商。

C（常规型）：记账员、会计、银行出纳、法庭速记员、成本估算员、税务员、核算员、打字员、办公室职员、统计员、计算机操作员、秘书。

下面介绍与你3个代号的职业兴趣类型一致的职业表，对照的方法如下：首先根据你的职业兴趣代号，在下表中找出相应的职业，例如你的职业兴趣代号是：RIA，那么牙科技术人员、陶工等是适合你兴趣的职业。然后寻找与你职业兴趣代号相近的职业，如你的职业兴趣代号是RIA，那么，其他由这三个字母组合成的编号（如IRA、IAR、ARI等）对应的职业，也较适合你的兴趣。

RIA：牙科技术员、陶工、建筑设计员、模型工、细木工、制作链条人员。

RIS：厨师、林务员、救生员、潜水员、染色员、电器修理、眼镜制作、电工、纺织机器装配工、服务员、装玻璃工人、发电厂工人、焊接工。

RIE：建筑和桥梁工程、环境工程、航空工程、公路工程、电力工程、信号工程、电话工程、一般机械工程、自动工程、矿业工程、海洋工程、交通工程技术人员、制图员、家政经济人员、计量员、农民、农场工人、农业机械操作、清洁工、无线电修理、汽车修理、手表修理、管工、线路装配工、工具仓库管理员。

RIC：船上工作人员、接待员、杂志保管员、牙医助手、制帽工、磨坊工、石匠、机器制造、机车（火车头）制造、农业机器装配、汽车装配工、缝纫机装配工、钟表装配和检验、电动器具装配、鞋匠、锁匠、货物检验员、电梯机修工、托儿所所长、钢琴调音员、装配工、印刷工、建筑钢铁工作、卡车司机。

RAI：手工雕刻、玻璃雕刻、制作模型人员、家具木工、制作皮革品、手工绣花、手工钩针纺织、排字工作、印刷工作、图画雕刻、装订工。

RSE：消防员、交通巡警、警察、门卫、理发师、房间清洁工、屠夫、锻工、开凿工人、管道安装工、出租汽车驾驶员、货物搬运工、送报员、勘探员、娱乐场所的服务员、起卸机操作工、灭害虫者、电梯操作工、厨房助手。

RSI：纺织工、编织工、农业学校教师、某些职业课程教师（诸如艺术、商业、技术、工艺课程）、雨衣上胶工。

REC：抄水表员、保姆、实验室动物饲养员、动物管理员。

REI：轮船船长、航海领航员、大副、试管实验员。

RES：旅馆服务员、家畜饲养员、渔民、渔网修补工、水手长、收割机操作工、搬运行李工人、公园服务员、救生员、登山导游、火车工程技术员、建筑工作、铺轨工人。

RCI：测量员、勘测员、仪表操作者、农业工程技术、化学工程技师、民用工程技师、石油工程技师、资料室管理员、探矿工、煅烧工、烧窑工、矿工、保养工、磨床工、取样工、样品检验员、纺纱工、炮手、漂洗工、电焊工、锯木工、刨床工、制帽工、手工缝纫工、油漆工、染色工、按摩工、木匠、农民建筑工作、电影放映员、勘测员助手。

RCS：公共汽车驾驶员、一等水手、游泳池服务员、裁缝、建筑工作、石匠、烟囱修建工、混凝土工、电话修理工、爆破手、邮递员、矿工、裱糊工人、纺纱工。

RCE：打井工、吊车驾驶员、农场工人、邮件分类员、铲车司机、拖拉机司机。

IAS：普通经济学家、农场经济学家、财政经济学家、国际贸易经济学家、实验心理学家、工程心理学家、心理学家、哲学家、内科医生、数学家。

IAR：人类学家、天文学家、化学家、物理学家、医学病理、动物标本剥制者、化石修复者、艺术品管理者。

ISE：营养学家、饮食顾问、火灾检查员、邮政服务检查员。

ISC：侦察员、电视播音室修理员、电视修理服务员、验尸室人员、编目录者、医学实验定技师、调查研究者。

ISR：水生生物学者、昆虫学者、微生物学家、配镜师、矫正视力者、细菌学家、牙科医生、骨科医生。

ISA：实验心理学家、普通心理学家、发展心理学家、教育心理学家、社会心理学家、临床心理学家、目标学家、皮肤病学家、精神病学家、妇产科医师、眼科医生、五官科医生、医学实验室技术专家、民航医务人员、护士。

IES：细菌学家、生理学家、化学专家、地质专家、地理物理学专家、纺织技术专家、医院药剂师、工业药剂师、药房营业员。

IEC：档案保管员、保险统计员。

ICR：质量检验技术员、地质学技师、工程师、法官、图书馆技术辅导员、计算机操作员、医院听诊员、家禽检查员。

IRA：地理学家、地质学家、声学物理学家、矿物学家、古生物学家、石油学家、地震学家、声学物理学家、原子和分子物理学家、电学和磁学物理学家、气象学家、设计审核员、人口统计学家、数学统计学家、外科医生、城市规划家、气象员。

IRS：流体物理学家、物理海洋学家、等离子体物理学家、农业科学家、动物学家、食品科学家、园艺学家、植物学家、细菌学家、解剖学家、动物病理学家、作物病理学家、药物学家、生物化学家、生物物理学家、细胞生物学家、临床化学家、遗传学家、分子生物学家、质量控制工程师、地理学家、兽医、放射性治疗技师。

IRE：化验员、化学工程师、纺织工程师、食品技师、渔业技术专家、材料和测试工程师、电气工程师、土木工程师、航空工程师、行政官员、冶金专家、原子核工程师、陶瓷工程师、地质工程师、电力工程量、口腔科医生、牙科医生。

IRC：飞机领航员、飞行员、物理实验室技师、文献检查员、农业技术专家、动植物技术专家、生物技师、油管检查员、工商业规划者、矿藏安全检查员、纺织品检验员、照相机修理者、工程技术员、计算机编程员、工具设计者、仪器维修工。

CRI：簿记员、会计、记时员、铸造机操作工、打字员、按键操作工、复印机操作工。

CRS：仓库保管员、档案管理员、缝纫工、讲述员、收款人。

CRE：标价员、实验室工作者、广告管理员、自动打字机操作员、电动机装配工、缝纫机操作工。

CIS：记账员、顾客服务员、报刊发行员、土地测量员、保险公司职员、会计师、估价员、邮政检查员、外贸检查员。

CIE：打字员、统计员、支票记录员、订货员、校对员、办公室工作人员。

CIR：校对员、工程职员、海底电报员、检修计划员、发报员。

CSE：接待员、通讯员、电话接线员、售票员、旅馆服务员、私人职员、商学教师、旅游办事员。

CSR：运货代理商、铁路职员、交通检查员、办公室通信员、簿记员、出纳员、银行财务职员。

CSA：秘书、图书管理员、办公室办事员。

CER：邮递员、数据处理员、办公室办事员。

CEI：推销员、经济分析家。

CES：银行会计、记账员、法人秘书、速记员、法院报告人。

ECI：银行行长、审计员、信用管理员、地产管理员、商业管理员。

ECS：信用办事员、保险人员、各类进货员、海关服务经理、售货员、购买员、会计。

ERI：建筑物管理员、工业工程师、农场管理员、护士长、农业经营管理人员。

ERS：仓库管理员、房屋管理员、货栈监督管理员。

ERC：邮政局长、渔船船长、机械操作领班、木工领班、瓦工领班、驾驶员领班。

EIR：科学、技术和有关周期出版物的管理员。

EIC：专利代理人、鉴定人、运输服务检查员、安全检查员、废品收购人员。

EIS：警官、侦察员、交通检验员、安全咨询员、合同管理者、商人。

EAS：法官、律师、公证人。

EAR：展览室管理员、舞台管理员、播音员、训兽员。

ESC：理发师、裁判员、政府行政管理员、财政管理员、工程管理员、职业病防治、售货员、商业经理、办公室主任、人事负责人、调度员。

ESR：家具售货员、书店售货员、公共汽车的驾驶员、日用品售货员、护士长、自然科学和工程的行政领导。

ESI：博物馆管理员、图书馆管理员、古迹管理员、饮食业经理、地区安全服务管理员、技术服务咨询者、超级市场管理员、零售商品店店员、批发商、出租汽车服务站调度。

ESA：博物馆馆长、报刊管理员、音乐器材售货员、广告商、售画营业员、导游、（轮船或班机上的）事务长、飞机上的服务员、船员、法官、律师。

ASE：戏剧导演，舞蹈教师，广告撰稿人，报刊、专栏作者，记者，演员，英语翻译。

ASI：音乐教师、乐器教师、美术教师、管弦乐指挥、合唱队指挥、歌星、演奏家、哲学家、作家、广告经理、时装模特。

AER：新闻摄影师、电视摄影师、艺术指导、录音指导、丑角演员、魔术师、木偶戏演员、骑士、跳水运动员。

AEI：音乐指挥、舞台指导、电影导演。

AES：流行歌手、舞蹈演员、电影导演、广播节目主持人、舞蹈教师、口技表演者、喜剧演员、模特。

AIS：画家、剧作家、编辑、评论家、时装艺术大师、新闻摄影师、男演员、文学作者。

AIE：花匠、皮衣设计师、工业产品设计师、剪影艺术家、复制雕刻品大师。

AIR：建筑师、画家、摄影师、绘图员、环境美化工、雕刻家、包装设计师、陶器设计师、绣花工、漫画工。

SEC：社会活动家、退伍军人服务官员、工商会事务代表、教育咨询者、宿舍管理员、旅馆经理、饮食服务管理员。

SER：体育教练、游泳指导。

SEI：大学校长、学院院长、医院行政管理员、历史学家、家政经济学家、职业学校教师、资料员。

SEA：娱乐活动管理员、国外服务办事员、社会服务助理、一般咨询者、宗教教育工作者。

SCE：部长助理、福利机构职员、生产协调人、环境卫生管理人员、戏院经理、餐馆经理、售票员。

SRI：外科医师助手、医院服务员。

SRE：体育教师、职业病治疗者、体育教练、专业运动员、房管员、儿童家庭教师、警察、引座员、传达员、保姆。

SRC：护理员、护理助理、医院勤杂工、理发师、学校儿童服务人员。

SIA：社会学家，心理咨询者，学校心理学家，政治科学家，大学或学院的系主任，大学或学院的教育学教师，大学农业教师，大学工程和建筑课程的教师，大学法律教师，大学数学、医学、物理、社会科学和生命科学的教师，研究生助教，成人教育教师。

　　SIE：营养学家、饮食学家、海关检查员、安全检查员、税务稽查员、校长。

　　SIC：描图员、兽医助手、诊所助理、体检检查员、监督缓刑犯的工作者、娱乐指导者、咨询人员、社会科学教师。

　　SIR：理疗员、救护队工作人员、手足病医生、职业病治疗助手。